Hosamath Vijay Kumar
Sreekar Agumbe Pai
Vijay Pandey

Estudo de preparações enzimáticas no tratamento de úlceras crónicas dos membros

Hosamath Vijay Kumar
Sreekar Agumbe Pai
Vijay Pandey

Estudo de preparações enzimáticas no tratamento de úlceras crónicas dos membros

Estudo comparativo de preparações à base de colagenase e papaína-ureia no tratamento de úlceras crónicas dos membros que não cicatrizam

ScienciaScripts

Imprint

Any brand names and product names mentioned in this book are subject to trademark, brand or patent protection and are trademarks or registered trademarks of their respective holders. The use of brand names, product names, common names, trade names, product descriptions etc. even without a particular marking in this work is in no way to be construed to mean that such names may be regarded as unrestricted in respect of trademark and brand protection legislation and could thus be used by anyone.

Cover image: www.ingimage.com

This book is a translation from the original published under ISBN 978-3-659-55297-7.

Publisher:
Sciencia Scripts
is a trademark of
Dodo Books Indian Ocean Ltd. and OmniScriptum S.R.L publishing group

120 High Road, East Finchley, London, N2 9ED, United Kingdom
Str. Armeneasca 28/1, office 1, Chisinau MD-2012, Republic of Moldova, Europe
Printed at: see last page
ISBN: 978-620-8-04889-1

Índice:

INTRODUÇÃO

A gestão de úlceras ou feridas crónicas que não cicatrizam é um problema clínico difícil. As úlceras que não cicatrizam representam um grande encargo para a saúde e um desperdício de recursos. A gestão de feridas, embora comum nas enfermarias de cirurgia, exige um conhecimento profundo da fisiopatologia e das várias opções de tratamento disponíveis, que constituem a pedra angular do tratamento destes doentes. Ajuda o cirurgião responsável pelo tratamento a obter melhores resultados, tanto em termos de adesão do doente como de redução do tempo e dos custos.

Encontramo-nos atualmente num período excitante na abordagem às feridas crónicas, com muito trabalho de investigação em curso na procura de modalidades terapêuticas ideais para o tratamento de úlceras/feridas crónicas. Ao longo dos anos, as estratégias terapêuticas têm vindo a mudar. Primeiro, percebeu-se que os princípios de cicatrização de feridas húmidas eram aplicáveis ao tratamento de feridas crónicas. Desde então, desenvolvemos uma variedade de pensos capazes de proporcionar uma cobertura óptima para feridas em diferentes situações e de estimular efetivamente a reparação de feridas. Em segundo lugar, foram testados com sucesso produtos tecnológicos avançados, como factores de crescimento aplicados topicamente e pele de bioengenharia, que ajudam na cicatrização de úlceras/feridas crónicas. Finalmente, a introdução do conceito de preparação do leito da ferida, que nos permite dividir em componentes individuais os passos críticos envolvidos na otimização dos aspectos clínicos e do microambiente das feridas crónicas.

Com a investigação contínua, estão disponíveis novas informações sobre os processos envolvidos nas úlceras crónicas que não cicatrizam. Sabemos agora que existe uma carga celular, composta por células fenotipicamente anormais, nas feridas crónicas e que é necessário removido ou corrigido. Reconhecemos os efeitos deletérios do exsudado excessivo, que decompõe o material da matriz extracelular e bloqueia a eficácia de novas formas de terapia, incluindo factores de crescimento e pele de bioengenharia. Estamos a ficar mais conscientes das anomalias fisiopatológicas das feridas crónicas e das formas de as corrigir. Também passámos a reconhecer que as feridas crónicas podem necessitar de um desbridamento constante ou mais estável. Por isso, o conceito de desbridamento de manutenção precisa de ser testado.

Atualmente, estão disponíveis muitas modalidades de desbridamento, tais como cirúrgico/afiado, mecânico, autolítico, enzimático e biológico. Todas foram analisadas nesta revisão, com maior ênfase no desbridamento enzimático de feridas. O desbridamento enzimático de feridas tem uma eficácia comprovada no tratamento de úlceras. Utiliza enzimas tópicas para remover o tecido necrótico, digerindo e dissolvendo o tecido desvitalizado no leito da úlcera/ferida. Neste estudo, foi comparada a eficácia de dois agentes desbridantes enzimáticos, a colagenase e a papaína-ureia

OBJECTIVOS

- Comparar a eficácia da colagenase versus papaína - ureia no desbridamento de úlceras/feridas crónicas que não cicatrizam.
- Avaliar o seu papel na promoção da cicatrização de úlceras através da granulação e da redução do tamanho da úlcera/ferida.

Capítulo 1
REVISÃO DA LITERATURA
ÚLCERAS/FERIDAS

As feridas e a sua gestão são fundamentais para a prática da cirurgia. Qualquer intervenção cirúrgica electiva implica uma ferida para aceder à patologia e para a tratar. Na cirurgia do trauma, a ferida é a patologia primária. Em ambas as situações, a tarefa do cirurgião consiste em minimizar os efeitos adversos da ferida, remover ou reparar estruturas danificadas e aproveitar os processos de cicatrização da ferida para restaurar a função[1] .

HISTÓRIA DA CICATRIZAÇÃO DE FERIDAS[2]

Os primeiros relatos de cicatrização de feridas remontam a 2000 a.C., quando os sumérios utilizavam métodos espirituais e físicos (aplicação de material semelhante a cataplasma) para curar uma ferida.

1. Os egípcios diferenciavam as feridas infectadas/doentes das feridas não infectadas.
2. O Papiro Cirúrgico de Edwin Smith, de 1650 a.C., descreve pelo menos 48 tipos de feridas
3. O papiro de Ebers, de 1550 a.C., refere a utilização de misturas contendo mel (propriedades antibacterianas), cotão (propriedades absorventes) e gordura (barreira) para tratar feridas.
4. Os gregos classificavam as feridas em agudas e crónicas.
5. Galeno de Perganum sublinhou a importância do ambiente húmido para garantir uma cura adequada.
6. O grande desenvolvimento seguinte foi a descoberta dos anti-sépticos e a sua importância na redução das infecções das feridas. Contribuições importantes foram dadas por Ignaz Philipp Semmelweis, Louis Pasteur, Lister (utilização de ácido carbólico)
7. Robert Wood Johnson criou um penso antissético sob a forma de gaze de algodão impregnada de iodofórmio. As décadas de 1960 e 1970 levaram ao desenvolvimento de pensos poliméricos. Estes podem ser personalizados de acordo com parâmetros específicos, tais como a permeabilidade aos gases (oclusivo v/s semioclusivo), o grau variável de absorção e diferentes formas físicas.[2]

Antes de nos debruçarmos em pormenor sobre as úlceras e o seu tratamento, é imperativo conhecer a anatomia básica da pele.

ANATOMIA DA PELE

A pele é composta por três camadas
- A epiderme
- A derme
- O tecido subcutâneo
- Anexos cutâneos

Epiderme:

É composto por epitélio queratinizado, estratificado e escamoso. Pode ser dividido em cinco camadas: stratum basale (mais profundo), stratum spinosum, stratum granulosum, stratum lucidum e stratum corneum (superficial).

A maioria das células epidérmicas são queratinócitos dispostos em camadas. A epiderme basal também contém melanócitos produtores de pigmentos.

Derme:

A derme constitui 95% da pele e está estruturalmente dividida em duas camadas. A camada papilar superficial é composta por fibras delicadas de colagénio e elastina na substância fundamental, na qual se ramifica a rede capilar e linfática. A camada reticular mais profunda é composta por colagénio ramificado, disposto em camadas paralelas à superfície da pele.

A epiderme e a derme encontram-se na junção dermo-epidérmica de forma ondulante, formando rete pegs epidérmicos e cristas papilares dérmicas contendo plexos vasculares e linfáticos.

Tecido subcutâneo:

Composta principalmente por células adiposas. A pele também contém células especializadas como as células de Langerhans (células apresentadoras de antigénios), as células de Merkel e os corpúsculos de Meissner e Pacinian (mecanossensação):

Incluem os folículos pilosos, as glândulas sebáceas e sudoríparas, que abrangem tanto a camada epidérmica como a camada dérmica.

CICATRIZAÇÃO DE FERIDAS

A cicatrização de feridas envolve uma série complexa de eventos, que englobam a quimiotaxia, a divisão celular, a neovascularização, a síntese de novos componentes da matriz extracelular (MEC) e a formação e remodelação de tecido cicatricial. Os mediadores solúveis, como os factores de crescimento, as citocinas, as metaloproteinases da matriz (MMPs) e os seus reguladores, controlam muitos dos processos envolvidos na cicatrização de feridas através dos seus efeitos em vários tipos de células e na MEC.[3,4] Nas feridas agudas, estes processos, que são despoletados pela lesão dos tecidos, envolvem as quatro fases sobrepostas mas bem definidas de hemostase, inflamação, proliferação e remodelação. No entanto, os eventos fisiológicos numa ferida que não cicatriza não seguem este modelo tradicional de reparação de feridas. O conceito de preparação do leito da ferida aborda esta questão e fornece um modelo que é adequado para a compreensão e tratamento de feridas crónicas[5] .

TIPOS DE CICATRIZAÇÃO DE FERIDAS [3]

-   Cura Primária (Primeira Intenção)
    Bordos da ferida opostos. Cicatrização normal. Cicatriz mínima
-   Cura secundária (Segunda Intenção)
    Ferida deixada aberta. Cicatriza por granulação, contração e epitelização
    Aumento da inflamação e da proliferação.
    Pobre cicatriz.
-   Cura Terciária (Intenção Primária Atrasada)
    Ferida inicialmente deixada aberta
    As arestas opõem-se mais tarde quando as condições de cicatrização são favoráveis

FASES DA CICATRIZAÇÃO DE FERIDAS[2]

A cicatrização normal de feridas segue um padrão previsível que pode ser dividido em fases sobrepostas definidas pelas populações celulares e actividades bioquímicas:

(a) Hemostase e inflamação , (b) proliferação e (c) maturação e remodelação[2]

A) HEMOSTASIA E INFLAMAÇÃO: A hemostase precede e inicia a inflamação. O ferimento perturba a integridade dos tecidos, levando à divisão dos vasos sanguíneos e à exposição direta da matriz extracelular às plaquetas. Isto resulta na agregação plaquetária, degranulação e ativação da cascata de coagulação. Para além de conseguir a hemostase, o coágulo de fibrina formado serve de suporte para a migração para a ferida de células inflamatórias, como os leucócitos polimorfonucleares (PMN, neutrófilos) e os monócitos.

A infiltração celular segue uma sequência caraterística pré-determinada. Os PMNs são os primeiros a infiltrar células para entrar no local da ferida, com um pico de 24 a 48 horas. O papel principal dos neutrófilos é a fagocitose de bactérias e detritos de tecido.

A segunda população é constituída por macrófagos (48 a 96 horas), que participam no desbridamento da ferida através da fagocitose e contribuem para a estase microbiana através dos radicais de oxigénio e da síntese de óxido nítrico. A função mais importante é a ativação e o recrutamento de outras células. Os macrófagos regulam a proliferação celular, a síntese da matriz, a angiogénese e também a deposição e a remodelação da matriz. Os linfócitos T atingem o seu pico cerca de uma semana após a lesão, mas o seu papel na cicatrização não está bem definido.[2]

B) PROLIFERAÇÃO:

Segunda fase da cicatrização de feridas e abrange os dias 4 a 12. Durante esta fase, a continuidade dos tecidos é restabelecida. Os fibroblastos e as células endoteliais são as últimas células a infiltrarem-se na ferida em cicatrização, sendo a sua principal função a síntese e a remodelação da matriz. As células endoteliais participam na formação de novos capilares (angiogénese).[2]

C) MATURAÇÃO E REMODELAÇÃO:

Começa durante a fase fibroblástica e caracteriza-se pela reorganização do colagénio previamente sintetizado. O colagénio é decomposto pelas metaloproteinases da matriz (MMPs) e o colagénio líquido da ferida resulta de um equilíbrio entre a colagenólise e a síntese de colagénio. Verifica-se uma mudança no sentido da síntese de colagénio e, eventualmente, o restabelecimento da matriz extracelular composta por uma cicatriz relativamente acelular rica em colagénio.

A força e a integridade mecânica de uma ferida recente são determinadas pela quantidade e qualidade do colagénio recentemente depositado. A fibronectina e o colagénio tipo III constituem os primeiros andaimes da matriz; os glicosaminoglicanos e os proteoglicanos vêm a seguir e o colagénio tipo I é a matriz final. Várias semanas após a lesão, a quantidade de colagénio atinge um patamar, mas a resistência à tração continua a aumentar durante vários meses. A formação de fibrilhas e as ligações cruzadas resultam numa diminuição da solubilidade do colagénio, num aumento da força e numa maior resistência à degradação enzimática da matriz de colagénio.

A remodelação da cicatriz continua durante vários meses (6 a 12) após a lesão, resultando gradualmente numa cicatriz madura, avascular e acelular.[2]

EPITELIZAÇÃO:

Processo caracterizado pela proliferação e migração de células epiteliais adjacentes à ferida. A reepitelização está completa em 48 horas no caso de uma ferida incisa aproximada, mas pode demorar muito mais tempo no caso de feridas maiores.[2]

CONTRACÇÃO DA FERIDA:

Todas as feridas sofrem um certo grau de contração e a área da ferida diminui. Os miofibroblastos foram postulados como sendo a principal célula responsável pela contração. Normalmente, estas células contêm alfa actina de músculo liso em feixes espessos denominados fibras de tensão.[2]

CLASSIFICAÇÃO DAS FERIDAS[1] :

-Feridas limpas - Infligidas por instrumentos afiados e não contêm tecido desvitalizado. ..

-Feridas desordenadas - Resultam de esmagamento, rasgamento, avulsão, lesão vascular ou queimaduras, e contêm tecido desvitalizado. Os tendões, as artérias e os nervos podem estar expostos e podem estar lesionados em continuidade ou divididos. Podem estar presentes fracturas. Outra classificação diz respeito à cicatrização das feridas. Estas podem ser classificadas como agudas ou crónicas.

Feridas agudas: Cicatrizam de uma forma e num período de tempo previsíveis. O processo resulta numa ferida bem cicatrizada com poucas ou nenhumas complicações.

Feridas crónicas: Feridas que não passaram pelo processo ordenado que produz uma integridade anatómica e funcional satisfatória.[2]

FERIDAS CRÓNICAS: [2]

Definida como uma ferida em que o processo normal de cicatrização foi interrompido em um ou mais pontos das fases de hemostasia, inflamação, proliferação e remodelação.[15]

A maioria das feridas que não cicatrizam em 3 meses são consideradas crónicas.[2]

CARACTERÍSTICAS DAS FERIDAS CRÓNICAS[5]

Clínica

- Presença de tecido necrótico e não saudável
- Falta de irrigação sanguínea adequada
- Ausência de tecido de granulação saudável
- Falta de reepitelização
- Rutura recorrente da ferida devido à formação de pontes superficiais (como se observa na ferida crónica do seio pilonidal)

Alterações moleculares e bioquímicas:

Níveis elevados de:
- Citocinas inflamatórias
- Atividade colagenolítica - Metaloproteinases da matriz (MMP) -1, -8 e -13
- Gelatinases-MMP-2 e -9
- Estromelisinas-MMP-3, -10 e -11
- Serina proteases - ativador do plasminogénio do tipo uroquinase, catepsina G, aumento da atividade da elastase neutrofílica

Níveis reduzidos de:
- Inibidor tecidular das metaloproteinases (TIMP)
- inibidor da a1-protease
- a2-macroglobulina

Degradação significativa de:
- Fibronectina
- Vitronectina
- Tenascina

Caraterísticas do telemóvel
- Baixa atividade mitótica
- Fenótipo celular alterado
- Presença de células senescentes
- Diminuição da atividade do fator de crescimento

Microbiologia
- Elevados níveis de conteúdo bacteriano
- Presença de mais do que uma estirpe bacteriana
- Presença de organismos multirresistentes
- Presença de biofilmes

Complicações a longo prazo
- Formação de sinus ou fístula
- Envolvimento do osso que conduz a osteomielite
- Contraturas e deformações nas articulações circundantes
- Alteração maligna (por exemplo, úlcera de Marjolin)
- Amiloidose sistémica
- Calcificação

FISIOPATOLOGIA DAS FERIDAS CRÓNICAS

As feridas crónicas têm várias caraterísticas distintas e, ao contrário das feridas agudas, não cicatrizam de forma atempada e ordenada. As feridas crónicas são frequentemente consideradas como estando "presas" nas fases inflamatórias ou proliferativas da cicatrização de feridas. Uma vez que os factores de crescimento, as citocinas e as proteases desempenham todos um papel importante em cada fase do processo de cicatrização de feridas, as alterações num ou mais componentes destes factores podem ser responsáveis pela cicatrização deficiente observada nas feridas crónicas. A análise do ambiente molecular e celular das feridas agudas e crónicas revelou várias diferenças importantes [5.]

O ambiente de citocinas das feridas crónicas é substancialmente alterado e os níveis de IL-1a, uma citocina pró-inflamatória, têm-se mostrado elevados nas feridas crónicas.[8] Trengove, et al.,[9] descobriram que os níveis de outras citocinas pró-inflamatórias (IL-ip e TNF-a), juntamente com a IL-1a, estavam significativamente elevados $(p = 0,01$ para a IL-1a, $p = 0,005$ para a IL- ip e $p = 0,013$ para o TNF-a) em fluidos de feridas não cicatrizantes de úlceras de perna, em comparação com os de feridas cicatrizantes. Além disso, os níveis destas citocinas diminuíram substancialmente à medida que a ferida crónica cicatrizava, indicando uma correlação significativa entre feridas que não cicatrizam e níveis aumentados de citocinas pró-inflamatórias. Verificaram também que existia uma diminuição estatisticamente significativa $(p = 0,002)$ da atividade mitogénica nas feridas que não cicatrizavam, em comparação com as feridas que cicatrizavam. Da mesma forma, quando o fluido de feridas crónicas é adicionado a culturas de fibroblastos, queratinócitos ou células endoteliais vasculares, não consegue estimular a síntese de ADN nestas células, o que contrasta diretamente com a capacidade de síntese de ADN do fluido de feridas agudas.[10, 11]

Os radicais livres derivados do oxigénio têm sido implicados na causa da ulceração venosa e na sua persistência. A eliminação destes radicais através de antioxidantes acelera a cicatrização das úlceras venosas.[12] Sabe-se que o óxido nítrico (NO) se combina com os radicais livres hidroxilo, formando nitrato peroxi, um potente radical livre, que causa a destruição dos tecidos. A expressão excessiva de NO nas úlceras venosas crónicas pode estar direta ou indiretamente envolvida (através da produção de nitrato peroxi) na patogénese e no atraso da cicatrização das úlceras venosas crónicas através dos seus efeitos na vasculatura, na inflamação e na deposição de colagénio[13] .

Num estudo de 44 doentes com doença venosa crónica, Howlander e Coleridge Smith[14] observaram que os níveis plasmáticos totais de NO estavam elevados nos doentes com lesões cutâneas graves. Do mesmo modo, Jude et al[15] verificaram que os doentes diabéticos com úlceras recorrentes neuropáticas e neuro-isquémicas do pé apresentavam níveis plasmáticos de NO significativamente mais elevados do que os doentes com úlceras não recorrentes do pé (46,9 +/- 6,3 microm/L versus 30,2 +/-2,4 microm/L, respetivamente, $p < 0,01$).

Outra diferença bioquímica importante nas feridas crónicas é o nível de atividade das proteases, que é consideravelmente mais elevado do que nas feridas agudas. Nas fases de cicatrização normal das feridas, a produção e a atividade das proteases estão fortemente reguladas, mas esta regulação parece ser perturbada nas feridas crónicas. Por exemplo, os níveis de várias MMPs e serina proteases estão acentuadamente aumentados nos fluidos de feridas crónicas. Foi demonstrado que os níveis de MMP-1, -2 e -9 estão elevados em fluidos derivados de úlceras de pressão e úlceras venosas da perna, em comparação com feridas de mastectomia agudas[16, 17] , Além disso, durante a formação de tecido de granulação em úlceras de pressão crónicas, os dados indicam uma diminuição dos níveis de MMPs e um aumento dos níveis dos seus inibidores, TIMPs.[18] Observou-se também que outras proteases, como a elastase de neutrófilos, eram significativamente mais elevadas nas feridas crónicas[19]

O aumento dos níveis de serina proteases tem sido associado à degradação da fibronectina, que é uma proteína essencial envolvida na remodelação da MEC e é necessária para a formação de tecido de granulação durante a fase de remodelação. Além disso, para além de estarem implicadas na degradação de factores essenciais da MEC, os estudos *in vitro* mostram que as proteases em feridas crónicas também degradam factores de crescimento.[16, 20]

Um outro aspeto das feridas crónicas que é distinto das feridas agudas é a incapacidade das células responderem corretamente aos reguladores moleculares. A investigação demonstrou que os fibroblastos das úlceras cutâneas que não cicatrizaram podem não ser tão capazes de responder a factores de crescimento, como o PDGF e o TGF.[21] Para além disso, as células de úlceras venosas com mais de três anos de existência cresceram mais lentamente e algumas células tornaram-se senescentes.[22]

As implicações fisiológicas de todos estes estudos são que o ambiente molecular e celular alterado das feridas crónicas contribui para a incapacidade de cicatrização destas feridas. Esta aberração do processo de cicatrização pode comprometer a integridade anatómica e funcional global da ferida. Além disso, a maioria das feridas crónicas é complicada por uma anomalia fisiológica subjacente, como a diabetes, a insuficiência vascular ou a isquemia, que pode contribuir ainda mais para o fracasso da cicatrização da ferida. A chave para estimular a cicatrização mais rápida das feridas crónicas é a correção rápida dos problemas fisiológicos subjacentes, juntamente com a preparação adequada do leito da ferida. O processo de cicatrização de uma ferida crónica será significativamente dificultado se a patologia subjacente não for considerada juntamente com as barreiras locais à cicatrização[23]

Encontramo-nos atualmente num período de tempo empolgante na abordagem às feridas crónicas. Podemos provavelmente identificar três fases ou revoluções distintas nas nossas estratégias terapêuticas ao longo dos anos. A primeira revolução começou há quase duas décadas com a perceção de que os princípios de cicatrização de feridas húmidas eram aplicáveis ao tratamento de feridas crónicas. Desde então, desenvolvemos uma variedade de pensos capazes de proporcionar uma cobertura óptima para feridas em diferentes situações e de estimular efetivamente a reparação de feridas. A segunda revolução, ainda em curso, teve início há cerca de dez anos com o teste bem sucedido de produtos tecnológicos avançados, como os factores de crescimento aplicados topicamente e a pele de bioengenharia. Finalmente, a terceira revolução começou há alguns anos com a introdução do conceito de preparação do leito da ferida, que nos permite dividir em componentes individuais os passos críticos envolvidos na otimização dos aspectos clínicos e do microambiente das feridas crónicas [2]

Com a crescente perceção de que a abordagem às feridas crónicas deve ser mais "feito à medida" das feridas e não se basear inteiramente no que sabemos sobre feridas agudas, surgiu um novo quadro de referência nos últimos dois ou três anos.

O termo "preparação do leito da ferida" refere-se a este novo quadro de referência e este conceito está a ter um impacto muito significativo na forma como abordamos as feridas crónicas e como encaramos as terapias novas e estabelecidas.[24] A preparação do leito da ferida como estratégia está a permitir-nos dividir em componentes individuais vários aspectos do tratamento de feridas, mantendo ao mesmo tempo uma visão global do que pretendemos alcançar.[24]

PREPARAÇÃO DO LEITO DA FERIDA: UMA VISÃO GERAL

A preparação do leito da ferida pode ser definida como a gestão global da ferida para acelerar a cicatrização endógena ou para facilitar a eficácia de outras medidas terapêuticas. Um ponto crítico é a diferenciação entre a preparação do leito da ferida e o desbridamento da ferida apenas. De facto, se começarmos com a mesma perspetiva utilizada para as feridas agudas, um erro comum é ver a preparação do leito da ferida como o mesmo que o desbridamento da ferida. Nas feridas agudas, o desbridamento é uma boa forma de remover o tecido necrótico e as bactérias. Depois de o fazer, a ferida deve ficar limpa e pode cicatrizar com relativa facilidade. Este não é o caso das feridas crónicas, em que é necessário fazer muito mais do que o desbridamento para obter resultados óptimos. Por um lado, definir o material necrótico em feridas crónicas não é assim tão fácil. As feridas crónicas têm aquilo a que chamamos "carga necrótica", que consiste tanto em tecido necrótico como em exsudado. Foi demonstrado que o exsudado das feridas crónicas inibe a proliferação e a função das principais células residentes e contém proteases que quebram as proteínas da matriz extracelular.[25,26]

As feridas crónicas podem ser intensamente inflamatórias, por exemplo, as úlceras venosas, produzindo assim quantidades substanciais de exsudado que interferem com a cicatrização ou com a eficácia dos produtos terapêuticos, como os factores de crescimento e a pele de bioengenharia. Assim, no contexto da preparação do leito da ferida, não só temos de nos preocupar com a remoção de escaras reais e de tecido francamente inviável, mas também com o componente exsudativo.[27] Além disso, existe uma perceção crescente de que as células residentes em feridas crónicas, por exemplo, fibroblastos e queratinócitos, podem estar fenotipicamente alteradas e já não responderem a determinados sinais, incluindo factores de crescimento[28.]

Vários factores locais e sistémicos - como a dessecação, a pressão, a infeção, o tecido necrótico, a idade, o estado nutricional e as doenças co-mórbidas - podem impedir a cicatrização. No entanto, podem ser tomadas medidas para promover a cicatrização de feridas, conhecidas como preparação do leito da ferida, este processo de várias etapas pode ser definido como "a gestão global da ferida para acelerar a cicatrização endógena ou para facilitar a eficácia de outras medidas terapêuticas". Envolve a diminuição da carga bacteriana, o controlo dos exsudados e a remoção de tecido necrótico ou fibroso[29] .

Tecido necrótico e sua acumulação em feridas crónicas

O tecido necrótico é um tecido morto, que normalmente resulta de um fornecimento inadequado de sangue local. O tecido necrótico contém células mortas e detritos que são uma consequência da fragmentação de células moribundas. O tecido necrótico muda de cor de vermelho para castanho ou preto/púrpura, à medida que se torna mais desidratado. Finalmente, forma uma estrutura preta, seca, espessa e coriácea conhecida como escara. Esta situação pode ser observada numa grande variedade de tipos de feridas, incluindo queimaduras e todos os tipos de feridas crónicas. Em contraste, o limo é um tecido fibrinoso amarelo que consiste em fibrina, pus e material proteico. O limo pode ser encontrado na superfície de um leito de ferida previamente limpo e pensa-se que está associado à atividade bacteriana[5] . A acumulação de tecido necrótico ou de esfacelo numa ferida crónica tem um significado clínico importante, porque se pensa que promove a colonização bacteriana e impede a reparação completa da ferida.

Recentemente, o termo "*carga necrótica*" foi proposto como um termo abrangente para descrever o tecido necrótico, o excesso de exsudado e os elevados níveis de bactérias presentes no tecido morto.[30] Devido às anomalias patogénicas subjacentes às feridas crónicas e ao ambiente bioquímico e celular alterado, o tecido necrótico tende a acumular-se continuamente.[30] No entanto, nem sempre é possível remover totalmente a anomalia patogénica subjacente, o que torna ainda mais essencial preparar adequadamente o leito da ferida. Se a carga necrótica se acumular na ferida crónica, pode prolongar a resposta inflamatória, obstruir mecanicamente o processo de contração da ferida e impedir a reepitelização. [39]

Tratamento de feridas crónicas*[5]

I. Algumas opções de tratamento disponíveis atualmente**

Geral
1. Prevenir e controlar as infecções
2. Tratar factores associados como edema, isquemia, varizes, diabetes, doenças cardíacas e anemia
3. Aliviar a pressão
4. Prevenir a subnutrição e a carência de vitaminas
5. Remover qualquer material necrótico ou corpo estranho

Específico

1. Modalidades físicas:
- Ultrassom
- Oxigénio hiperbárico
- Fecho assistido por vácuo
- Biocirurgia (miíase)
- Terapia eléctrica e electromagnética
- Colchões e outros aparelhos de alívio da pressão (nas úlceras de pressão)
- Compressão pneumática intermitente
- Várias formas de ligaduras de compressão e meias de compressão graduada
- Vestuário de compressão (para tratar o linfedema)
- Outras formas de desbridamento mecânico de feridas

2. Medicamentos comprovadamente benéficos*:**
Sistémico
- Pentoxifilina
- Análogos da prostaciclina (por exemplo, Iloprost)

Tópicos
- Fenitoína de sódio
- Dadores de óxido nítrico (por exemplo, trinitrato de glicerilo) e bloqueadores dos canais de cálcio (por exemplo, diltiazem) no tratamento de fissuras anais crónicas
- Mel

3. Cirurgia:
- Geral (qualquer tipo de úlcera): Desbridamento, enxerto de pele
- Úlceras de pressão: Cirurgias reconstrutivas (por exemplo, vários retalhos de rotação miocutânea)
- Úlceras venosas: Para veias varicosas: Ligadura, remoção, ligadura endoscópica da veia perfurante subfascial, valvuloplastia
- Úlceras arteriais: Para melhorar a vascularização periférica: Procedimentos de bypass, angioplastia
- Úlceras devidas a linfedema: Linfangioplastia, shunts (linfo-venoso, linfo-linfático), excisão da pele e do tecido subcutâneo (procedimento de Charles)
- Amputação do membro afetado: Em circunstâncias de risco de vida (por exemplo, propagação

sistémica da infeção a partir da ferida, levando a septicemia e/ou falência de vários órgãos)

4. Outros:
- Substitutos cutâneos de engenharia de tecidos (bio-engenharia)
- Terapia genética - aplicação de vários factores de crescimento recombinantes na ferida

II. Estratégias de tratamento futuras
1. Utilização de inibidores de proteases exógenos naturais ou sintéticos
2. Proteção dos inibidores da protease contra os danos oxidativos (incluindo a utilização de removedores de radicais livres)
3. Inibição das enzimas envolvidas na geração de metabolitos reactivos de oxigénio
4. Modulação funcional dos neutrófilos (bloquear ou inibir as funções dos neutrófilos, tais como
como quimiotaxia, adesão, infiltração ou degranulação)
5. Inibir ou neutralizar a atividade da elastase dos neutrófilos
6. Aplicação direta de células derivadas da medula óssea em feridas crónicas

* Em todas as úlceras crónicas refractárias ao tratamento, deve ser feita uma biopsia (para histopatologia) para excluir a possibilidade de malignidade.

* * As modalidades de tratamento mencionadas destinam-se ao tratamento direto da própria ferida ou ao tratamento de factores predisponentes/associados. Devem ser escolhidas numa base individual para cada doente, tendo em consideração diferentes factores (saúde geral do doente, etiologia da ferida, estado do leito da ferida, infeção, etc.).

* **Além disso, são utilizados vários antibióticos (tanto orais como tópicos) e anti-sépticos para prevenir e controlar a infeção em feridas crónicas5

DESBRIDAMENTO DE FERIDAS/ÚLCERAS

Definido como um processo de remoção de material necrótico, desvitalizado e estranho da ferida. A presença destes componentes atrasa o processo de reparação da ferida, estimulando a inflamação e atrasando a granulação e a epitelização.[32] .

O desbridamento, um componente crítico de qualquer plano para preparar o leito da ferida crónica para a cicatrização, aborda a carga necrótica da ferida.

Clinicamente, o desbridamento tem sido utilizado há muitos anos para melhorar o fecho da ferida. Steed e colaboradores[33] salientaram anteriormente a sua importância. O estudo de 1996 comparou as taxas de cicatrização em doentes com úlceras do pé diabético cujas feridas foram desbridadas utilizando factores de crescimento aplicados topicamente (PDGF) isoladamente ou em combinação com um desbridamento acentuado. Os resultados mostraram que foi observada uma taxa de cicatrização mais baixa nos centros que efectuaram desbridamentos menos frequentes. Isto significa que o desbridamento é um complemento vital à terapia de factores de crescimento aplicados topicamente no tratamento de doentes com feridas crónicas.

A remoção de tecido necrótico por desbridamento é benéfica por várias razões. O desbridamento remove tecido morto, desvitalizado ou contaminado e qualquer material estranho de uma ferida, o que ajuda a reduzir o número de micróbios, toxinas e outras substâncias que inibem a cicatrização[34] . Foi demonstrado que os corpos estranhos, incluindo tecido necrótico mole, fáscia óssea, músculo não viável e ligamentos, reduzem as defesas imunitárias do hospedeiro e incentivam a infeção ativa.

Existem cinco métodos principais de desbridamento: cirúrgico ou cortante, autolítico, enzimático, mecânico e biocirurgia. A escolha do método de desbridamento dependerá de muitos factores, incluindo o tamanho, a posição e o tipo de ferida, a eficácia e a seletividade do método de desbridamento, a gestão da dor, os níveis de exsudado, o risco de infeção e o custo do procedimento.[23] Nalguns casos, pode ser adequado utilizar mais do que um método de desbridamento.

Justificação para o desbridamento[32]
- Remover o tecido necrótico
- Remover células senescentes do leito da ferida
- Remover as células não migratórias do bordo da úlcera

- Remover bactérias excessivas ou anormais
- Melhorar a disponibilidade de factores de crescimento

Benefícios do desbridamento ;

Eliminação de bactérias.

A presença de tecido necrótico favorece o crescimento de organismos bacterianos. Foi sugerido que um número significativo de bactérias numa ferida pode impedir a cicatrização.[35] A presença de organismos microbianos numa ferida crónica é inevitável e não é necessariamente prejudicial para a cicatrização. A maioria das feridas crónicas que cicatrizam fazem-no num ambiente polimicrobiano. No entanto, quando as bactérias estão presentes em maior número ou com maior patogenicidade, podem surgir complicações. As feridas que apresentam uma carga bacteriana elevada (tradicionalmente considerada superior a 10^5 colónias por grama de tecido) têm respostas de cicatrização reduzidas quando comparadas com feridas que contêm menos bactérias.[36] Não é totalmente claro se a carga bacteriana é uma causa ou uma consequência da cicatrização prejudicada.

As feridas infectadas ou fortemente colonizadas apresentam tecido de granulação friável e hemorrágico e diminuição da resistência à tração.[35] O número total de bactérias pode não contar toda a história, uma vez que o tipo de espécies bacterianas presentes também pode ser importante. Uma única espécie, como os estreptococos beta hemolíticos, ou combinações de espécies podem ser prejudiciais para uma ferida, independentemente do número.[37] Para além disso, o recente reconhecimento dos potenciais efeitos prejudiciais dos biofilmes nas feridas também pode ser importante. Os biofilmes são comunidades de bactérias e outros organismos que estão inseridos numa matriz extrapolissacárida.[38] Ao contrário das bactérias planctónicas de vida livre, os biofilmes demonstram uma maior aderência ao leito da ferida e uma maior resistência aos agentes antimicrobianos e ao sistema imunitário do hospedeiro. O desbridamento pode ser eficaz no descolamento e remoção dos biofilmes do leito da ferida.

As contribuições bacterianas para uma cicatrização deficiente são multifactoriais. A exposição prolongada a bactérias em feridas crónicas leva a uma resposta inflamatória alterada e frequentemente prolongada, resultando na libertação de radicais livres de oxigénio e de várias enzimas líticas que estimulam os danos nos tecidos.[39] A hipóxia tecidular também pode ocorrer durante a resposta inflamatória. De uma forma cíclica, isto favorece o crescimento bacteriano. As proteases libertadas pelas bactérias podem atacar os factores de crescimento e outras proteínas tecidulares vitais para o processo de cicatrização.[33] O exsudado excessivo, outra consequência do aumento da carga bacteriana, também parece prejudicar a cicatrização através da degradação dos factores de crescimento e das proteínas da matriz, resultando numa redução da proliferação celular.[40] Por conseguinte, ao diminuir a carga bacteriana, o desbridamento pode, em última análise, reduzir uma série de factores que impedem o processo de cicatrização.

Estimulação da atividade dos factores de crescimento.

As feridas crónicas podem ser deficientes ou ter uma disponibilidade reduzida de factores de crescimento importantes, tais como o fator de crescimento derivado das plaquetas (PDGF), o fator de crescimento dos fibroblastos (FGF), o fator de crescimento epidérmico (EGF) e o fator de crescimento transformador beta (TGF-P)[41] Os factores de crescimento podem estar presentes mas indisponíveis devido a uma ligação anormal às proteínas da matriz; um exemplo disto é a "hipótese da armadilha do fator de crescimento", proposta como causa da ulceração venosa.[42] Esta hipótese propõe que a hipertensão venosa resulta na fuga de macromoléculas para a derme que prendem (ou seja, ligam) os factores de crescimento, tornando-os indisponíveis para a reparação da ferida. Mesmo que estejam presentes, os factores de crescimento têm de ser expostos a células que funcionem corretamente com os receptores adequados para se ligarem eficazmente. Nas feridas crónicas, o tecido morto não é recetivo aos factores de crescimento e actua como uma barreira física à interação fator de crescimento-recetor.[43] O desbridamento pode acelerar a cicatrização ao limpar este tecido morto, revelando assim receptores viáveis para os factores de crescimento se ligarem.

O desbridamento, que resulta em hemorragia, estimula a produção de factores de crescimento no sangue. Durante a cascata de coagulação, as plaquetas controlam a hemorragia e formam um tampão plaquetário. Além disso, as plaquetas activadas, através dos seus grânulos alfa, libertam vários factores de crescimento e citocinas, incluindo PDGF, TGF-P e fibronectina.[44] Estes actuam como quimioatractores para as células inflamatórias e mitogénicos para os fibroblastos e células epiteliais, todos eles componentes cruciais para uma cicatrização adequada da ferida.

Na prática, o desbridamento precede normalmente a aplicação tópica de factores de crescimento. A razão para esta prática é que os doentes cicatrizam numa maior percentagem de vezes quando o rhPDGF é combinado com úlceras do pé diabético desbridadas cirurgicamente, em comparação com a aplicação isolada de rhPDGF.[33]

Remoção de células senescentes.

A senescência celular pode contribuir para uma cicatrização deficiente das feridas crónicas. As células senescentes (ou envelhecidas) são células que apresentam uma diminuição acentuada da proliferação e da produção de proteínas, apesar de permanecerem viáveis. As feridas presentes durante um período de tempo mais longo têm fibroblastos menos reactivos aos estímulos dos factores de crescimento. Por exemplo, o TGF-pi e o PDGF, que estimulam os fibroblastos a proliferarem e a sintetizarem e depositarem colagénio e proteoglicanos durante a produção da matriz extracelular, fazem-no em menor grau com fibroblastos derivados de feridas de longa duração.[45] Estes fibroblastos senescentes foram encontrados numa variedade de tipos de feridas crónicas.[46] Este achado é consistente com estudos que concluíram que as feridas de longa duração são mais difíceis de cicatrizar.[47] A população de fibroblastos senescentes é reduzida à medida que a reparação da ferida progride, sugerindo ainda mais o prejuízo da senescência celular. O desbridamento tem a oportunidade de remover os fibroblastos senescentes, deixando células mais jovens e mais viáveis e um ambiente mais saudável para a cicatrização da ferida.

Remoção de tecido hiperproliferativo e não migratório.

Uma das funções do desbridamento é remover o calo que frequentemente envolve as feridas crónicas, especialmente as neuropáticas ou as úlceras de pressão. Para além do calo, o bordo de uma ferida crónica pode estar espessado ou hiperproliferativo. Este achado pode ser acentuado ao ponto de o bordo da ferida poder assumir, histologicamente, um aspeto pseudocarcinomatoso. Infelizmente, a proliferação epitelial e a migração são dois fenómenos biológicos distintos. Um epitélio hiperproliferativo não é migratório e, por isso, atrasa a cicatrização. O desbridamento pode remover esta borda hiperproliferativa e não migratória [32]

TIPOS DE DESBRIDAMENTO:

Os principais tipos são: Cirúrgico/afiado
Autolítico
Enzimático,
Mecânica e Biológica

1) Desbridamento cirúrgico.

O desbridamento cirúrgico ou cortante não é uma técnica nova e os textos históricos mostram que as civilizações antigas efectuavam frequentemente alterações cirúrgicas no leito da ferida. O desbridamento cirúrgico é a forma mais rápida de remover tecido morto. Provoca uma dor considerável e, por isso, estava anteriormente limitado ao tratamento de úlceras diabéticas neuropáticas, onde não era necessário utilizar anestesia e controlo da dor. No entanto, este problema pode ser ultrapassado com a utilização de anestésicos locais de aplicação tópica (por exemplo, combinação de lidocaína [lignocaína] e prilocaína), aplicados 30 a 45 minutos antes do desbridamento.[48] Embora se pense que o desbridamento cirúrgico é seletivo, pode haver algum dano no tecido viável e é provável que haja hemorragia. No entanto, isto pode ajudar a revitalizar a ferida e a estimular a cicatrização, inundando o leito da ferida com factores de crescimento e citocinas. As hemorragias ligeiras a moderadas podem ser controladas através da aplicação de pressão e de um penso hemostático de alginato de cálcio.[32]

2) Desbridamento autolítico.

Todas as feridas sofrem um certo nível de desbridamento autolítico, que é o processo natural e altamente seletivo através do qual as enzimas proteolíticas endógenas decompõem o tecido necrótico. Estas enzimas endógenas são produzidas principalmente pelos neutrófilos e incluem a elastase, a colagenase, a mieloperoxidase, a hidrolase ácida e as enzimas lisossomais[49]

O desbridamento autolítico pode não ser suficientemente rápido para incentivar a cicatrização e o encerramento rápidos da ferida, mas a utilização de pensos oclusivos pode melhorar este processo natural, mantendo simultaneamente um leito húmido da ferida e gerindo o excesso de exsudado.[50] Isto permite um desbridamento indolor e seletivo e promove a formação de tecido de granulação saudável.[51]

O desbridamento autolítico pode resultar na produção de quantidades significativas de exsudado. A prática típica do desbridamento autolítico envolve a utilização de um hidrogel para amolecer e quebrar o tecido necrótico, coberto com um penso absorvente e oclusivo para absorver o excesso de exsudado. Com o aumento de agentes patogénicos resistentes aos antibióticos, tem-se assistido, nos últimos tempos, a um renascimento da utilização do mel no tratamento de feridas e úlceras.[52]

O mel, para além de ter uma ação antibacteriana, proporciona um desbridamento autolítico rápido e desodoriza as feridas, para além de ter propriedades anti-inflamatórias[53] e estimular as respostas imunitárias.[52] Embora o modo de ação exato permaneça pouco claro, Tonks, et al.,[53] observaram que a produção de intermediários de oxigénio reativo foi significativamente reduzida $(p < 0,001)$ e a libertação de TNF-a foi significativamente aumentada $(p < 0,001)$ pelo mel de pastagem e pelo mel de manuka.

Embora, em termos práticos, o desbridamento autolítico seja o método mais fácil de desbridar feridas, normalmente é necessário um período de tempo prolongado para conseguir a remoção completa do tecido necrótico.[5]

3) Desbridamento enzimático.

O conceito de utilização de enzimas proteolíticas para digerir o tecido necrótico como adjuvante no tratamento de feridas complexas é bastante antigo e tem provavelmente origem na observação das técnicas de cicatrização sem idade dos nativos dos países tropicais. Por exemplo, para o desbridamento de feridas, estes nativos parecem ter utilizado o material rico em papaína obtido através da raspagem da pele do fruto verde da árvore papaia (Carica papaya).[30]

O desbridamento enzimático é um método altamente seletivo de desbridamento de feridas que utiliza enzimas proteolíticas naturais que são fabricadas pela indústria farmacêutica e de cuidados de saúde especificamente para o desbridamento de feridas. Estas enzimas aplicadas de forma exógena actuam em conjunto com as enzimas endógenas da ferida.

Foram desenvolvidos vários agentes desbridantes enzimáticos, incluindo a colagenase bacteriana, a papaína/ureia, a fibrinolisina/DNAse, a tripsina, a combinação estreptoquinase-estreptodornase e a subtilisina. Apenas os três primeiros produtos estão amplamente disponíveis comercialmente nos mercados onde estão registados, embora a disponibilidade varie geograficamente

Combinações à base de papaína-ureia.

Um sistema enzimático bem conhecido e amplamente utilizado é a combinação papaína-ureia.[54-56] Neste sistema, a papaína é utilizada para atacar e decompor qualquer proteína que contenha resíduos de cisteína. Esta propriedade da papaína torna a combinação bastante não selectiva, porque a maioria das proteínas, incluindo os factores de crescimento, contém resíduos de cisteína. O colagénio não contém resíduos de cisteína, pelo que não é afetado pela papaína. O componente ureia da combinação mais amplamente utilizada também ataca uma grande variedade de proteínas. No entanto, o papel da ureia nesta combinação enzimática é facilitar a ação proteolítica da papaína, alterando a estrutura tridimensional das proteínas e rompendo as suas ligações de hidrogénio, bem como expondo, por ação do solvente, os activadores da papaína. A ureia desempenha igualmente um papel na redução das pontes dissulfureto; à medida que as pontes dissulfureto são reduzidas, os resíduos de cisteína ficam expostos e, por conseguinte, mais susceptíveis à ação da papaína.[57]

A combinação de papaína e ureia é provavelmente duas vezes mais eficaz na digestão de proteínas do que a papaína isolada.[58] Além disso, e isto pode ser aplicável a outras preparações enzimáticas, o peróxido de hidrogénio pode bloquear o efeito das preparações de papaína-ureia, tal como outros tratamentos e agentes habitualmente utilizados para feridas crónicas, como a sulfadiazina de prata, a gentamicina e os produtos à base de álcool.

Uma vantagem da combinação papaína-ureia pode ser o desbridamento em massa não específico dentro de um intervalo de pH alargado (3,0-12,0). No entanto, talvez devido à caraterística não selectiva desta preparação enzimática, está associada uma resposta inflamatória proeminente à sua utilização em feridas crónicas. Esta resposta inflamatória, juntamente com a quebra de componentes ainda viáveis do leito da ferida, é talvez a razão para a dor considerável frequentemente associada à utilização destes agentes. Para remediar esta situação, uma outra abordagem utilizada pela primeira vez na década de 1950 foi a modificação da combinação papaína-ureia através da adição de clorofilina.[57,59] Este ingrediente extra é uma antiaglutinina e pensa-se que o seu mecanismo de ação seja a prevenção da aglutinação dos eritrócitos, que pode aumentar a formação de trombos e a deposição de fibrina e a obstrução de capilares e vasos linfáticos.[59,60]

O efeito da clorofilina no tecido viável não é conhecido, mas considera-se que este ingrediente adicional na combinação final de papaína-ureia não tem qualquer efeito prejudicial e não aumenta a dor. As preparações de papaína-ureia são utilizadas clinicamente há décadas, especialmente em úlceras de pressão. A literatura disponível indica que estes sistemas de desbridamento são eficazes quando utilizados corretamente, especialmente se tivermos em conta que não podem substituir o desbridamento cirúrgico quando este é necessário.[57,59]

A questão que se coloca nesta altura é: Que papel desempenham estas combinações à base de papaína-ureia no novo mundo da preparação do leito da ferida? Em resumo, as caraterísticas não selectivas destas combinações oferecem vantagens e desvantagens.
O desbridamento volumoso e rápido, sem ter de se preocupar em afetar o tecido viável, pode ser uma vantagem em certas situações, particularmente quando a área afetada está insensível e, portanto, não pode sentir a dor associada a esta preparação.
A adição de clorofilina pode ter melhorado o produto, reduzindo a dor. Tem havido preocupações de que estas preparações enzimáticas à base de papaína possam destruir factores de crescimento activos localmente, como o PDGF[61] . Em feridas experimentais em animais, a combinação papaína-ureia demonstrou ser bastante eficaz no desbridamento[64] No entanto, tanto em queimaduras experimentais como em queimaduras humanas, estas preparações podem ter um comportamento demasiado agressivo, tanto em termos de afetar o tecido viável como de causar dor.

Preparações de colagenase.

A colagenase é outra preparação enzimática bem conhecida e estabelecida utilizada para desbridamento. O seu desenvolvimento como agente desbridante, bem como para outras aplicações, atingiu o seu auge no início da década de 1970. A preparação de colagenase disponível no mercado é derivada de bactérias (*Clostridium histolyticum*). A colagenase é uma proteinase solúvel em água que ataca e decompõe especificamente o colagénio[63,64] A colagenase é considerada mais eficaz numa gama de pH de 6 a 8. Foi demonstrado que a colagenase pode hidrolisar o colagénio nativo, facilitando assim o desbridamento rápido e a cicatrização de feridas crónicas.

O mecanismo de ação da colagenase consiste em degradar o colagénio e convertê-lo em gelatina, sobre a qual podem então atuar enzimas menos específicas. No entanto, enquanto a colagenase não cliva o colagénio, nenhuma outra enzima é capaz de o decompor. Uma observação interessante é que a preparação de colagenase pode ser selectiva para o colagénio não viável. Este efeito tem de ser mais estudado, mas pensa-se que o colagénio viável está rodeado e protegido por bainhas de mucopolissacarídeos.[30]

Como é que a colagenase entra no tecido necrótico e, assim, ajuda no desbridamento? Uma hipótese é que a colagenase pode clivar as moléculas de colagénio no limite do tecido necrótico, libertando assim o tecido necrótico da ferida. Assim, foi demonstrado que o tecido necrótico está ancorado à ferida por filamentos de colagénio não desnaturado.[30] Até estas fibras serem cortadas, o desbridamento não pode ser efectuado. Esta explicação atractiva pode ser aplicável a outros agentes desbridantes, uma vez que é difícil compreender como é que estes agentes aplicados topicamente conseguem penetrar eficazmente em escaras espessas e outras áreas necróticas da ferida.

Verificou-se que a colagenase é notavelmente suave para as células viáveis. Por exemplo, as suspensões de células preparadas com colagenase (esta enzima é amplamente utilizada na cultura de tecidos para este fim), depois armazenadas a baixa temperatura, foram consideradas iguais às células tripsinizadas na sua viabilidade e crescimento. Do mesmo modo, a colagenase pode ser utilizada como ingrediente permanente dos meios de cultura sem perda de viabilidade celular. Em trabalhos mais recentes, a adição de colagenase derivada de *Clostridium histolyticum* a culturas de queratinócitos aumentou a sua proliferação e migração até 10 vezes.Alguns efeitos potencialmente subestimados da colagenase, como a angiogénese e a epitelização, ocorrem ao mesmo tempo que o desbridamento da ferida é efectuado por esta enzima. Tal como acontece com os sistemas de desbridamento à base de papaína, existe um número considerável de informações publicadas que descrevem a eficácia da colagenase no desbridamento de feridas para todos os tipos de feridas.[65]

4) Desbridamento mecânico.

O desbridamento mecânico é um método físico, não seletivo, de remoção de tecido necrótico e detritos de uma ferida, utilizando força mecânica. Este método de desbridamento é geralmente fácil de executar e é mais rápido do que o desbridamento autolítico e enzimático. No entanto, este método não seletivo pode danificar o tecido de granulação saudável, tanto no leito da ferida como nas margens da mesma, causando assim um desconforto significativo ao doente. Apesar destas desvantagens, existem vários métodos de desbridamento mecânico que estão a ser utilizados.[5]

Os pensos húmidos para secar são o método mais simples de desbridamento mecânico, mas devido às frequentes mudanças de pensos, podem exigir um tempo de enfermagem considerável e, por conseguinte, são dispendiosos.[66] Os pensos de gaze húmida são colocados no leito da ferida e deixados a secar, prendendo os detritos necróticos dentro da gaze. Após a remoção do penso, o tecido necrótico incorporado e os detritos são mecanicamente separados do leito da ferida.[67]

A irrigação pressurizada envolve a aplicação de jactos de água, a alta ou baixa pressão, para lavar as bactérias, matérias estranhas e tecido necrótico da ferida. No entanto, se a pressão for demasiado elevada, pode existir o risco de forçar as bactérias e os detritos a penetrarem mais profundamente na ferida ou de danificar o tecido viável.[68]

A terapia de hidromassagem utiliza irrigação eléctrica e pode ser muito eficaz para soltar e remover resíduos superficiais da ferida, bactérias, tecido necrótico e exsudado da ferida. O tratamento por ultra-sons tem sido utilizado para remover tecido necrótico e demonstrou ser eficaz na desbridação de feridas e na redução da infeção causada por bactérias.[69]

O encerramento assistido por vácuo é uma forma não invasiva de desbridamento mecânico ou físico que expõe o leito da ferida a uma pressão negativa (aproximadamente 125 mmHg abaixo da pressão ambiente) através de um sistema fechado. Ajuda na cicatrização de feridas crónicas, minimizando o exsudado e a descamação no leito da ferida, reduzindo o edema dos tecidos,[70,71] aumentando o fluxo sanguíneo periférico, melhorando a oxigenação local e promovendo a angiogénese e um tecido de granulação de boa qualidade.[72]

5) Biocirurgia (miíase).

Desde a sua introdução em 1931, há uma década que se sabe que as larvas de mosca ajudam a desbridar e a curar feridas. Esta técnica utiliza larvas estéreis, que digerem o material desprendido e necrótico da ferida sem danificar o tecido saudável circundante.[37] No estudo de Mumcuoglu, et al.[73] foi possível obter um desbridamento completo utilizando larvas em 38 dos 43 doentes (88%) com úlceras de perna crónicas e úlceras de pressão. Entre eles, cinco pacientes tiveram seus membros recuperados após terem sido encaminhados para amputação da perna. Da mesma forma, Sherman[74] numa coorte de 103 doentes com úlceras de pressão observou que 80% das feridas tratadas com larvas foram completamente desbridadas em comparação com apenas 48% das feridas que foram tratadas apenas com terapia convencional ($p = 0,021$).

O mecanismo exato através do qual as larvas desbridam a ferida e promovem a cicatrização da ferida continua por esclarecer. No entanto, especula-se que provavelmente actuam ingerindo e matando bactérias, exercendo um efeito bacteriostático através do aumento do pH da ferida,[79] segregando enzimas proteolíticas que são importantes na degradação da escara,[76] e aumentando a oxigenação dos tecidos.[81]

No entanto, apesar dos recentes relatórios encorajadores,[74] alguns doentes queixam-se de um aumento da dor com a terapia com larvas.[78] Da mesma forma, as potenciais considerações psicológicas e estéticas não podem ser ignoradas.

Capítulo 2

MATERIAIS E MÉTODOS

Trata-se de um estudo comparativo de 50 doentes realizado no M.S. Ramaiah Hospitals, Bangalore, entre novembro de 2007 e agosto de 2009. Os doentes foram selecionados, aleatorizados e divididos em dois grupos. O Grupo - 1 foi tratado com colagenase e o Grupo 2 foi tratado com papaína - ureia.

MÉTODO DE RECOLHA DE DADOS

Avaliação clínica efectuada no momento da inclusão no estudo

- História e exame pormenorizados
- Avaliar a úlcera e o tecido desvitalizado e efetuar medições com uma rede ou gaze esterilizada para queimaduras e utilizar papel milimétrico para calcular a área.
- A úlcera foi limpa com soro fisiológico e submetida a um penso diário durante uma semana.

Fase de tratamento

- Os doentes foram aleatorizados utilizando uma tabela aleatória quando a úlcera estava estável (< 20% de alteração no tamanho) ou a melhorar (a diminuir de tamanho).
- Os doentes foram avaliados às 0 (aleatorização), 1, 2, 3 e 4 semanas.
- Desbridamento do tecido descamativo/não viável, redução do tamanho da úlcera, granulação registada.
- Corrimento, odor e endurecimento registados em relação à resposta global ao tratamento.
- Os pensos foram efectuados utilizando a mesma técnica - limpeza com soro fisiológico e aplicação de pomada (colagenase/papaína - ureia) e colocação de um penso.

CRITÉRIOS DE INCLUSÃO

- Úlceras crónicas com descamação.
- Úlceras superficiais ou profundas
- Úlceras para as quais é necessário um desbridamento para a cicatrização.

CRITÉRIOS DE EXCLUSÃO

- Presença de infeção grave, celulite ou diabetes não controlada.
- Condições que prejudicam a cicatrização de feridas como doenças renais, hepáticas e hematológicas.
- Doentes a tomar esteróides, agentes imunossupressores, radiação ou quimioterapia.

INVESTIGAÇÕES EFECTUADAS

- Hemograma completo
- Teste da função renal
- Teste de função hepática
- Cultura e sensibilidade
- Radiografia da parte afetada, se necessário.

ANÁLISE ESTATÍSTICA

Neste estudo, foram utilizados os seguintes métodos de análise estatística.

Os resultados foram calculados por média (média + desvio-padrão) para cada parâmetro para dados contínuos e números e percentagem para dados categóricos apresentados na Tabela e na Figura.

1) As proporções foram comparadas utilizando o teste de significância do Qui-quadrado

Teste do qui-quadrado (x^2) para (r x c tabelas)

Filas	Colunas			Total
	1	2............	c	
1	a1	a2	ac	t1

2	b1	b2	bc	t2
.	.	....	.	.
.	.	....	.	.
r	h1	h2	hc	tr
Total	nt	n2	nc	N

a,bh ... são os números observados.

$$\chi^2 = N\left[\frac{1}{t_1}\sum_1^c \frac{a_1^2}{n_i} + \frac{1}{t_2}\sum_1^c \frac{b_1^2}{n_i} + \ldots\ldots\ldots\ldots + \frac{1}{t_r}\sum_1^c \frac{h_1^2}{n_i} - 1\right]$$

N é o total geral

DF=(r-1)*(c-1), em que r=linhas e c=colunas

DF= Graus de Liberdade (Número de observações que são livres de variar depois de determinadas

Foram impostas restrições aos dados)

2. TESTE "T" DE STUDENT.

O teste "t" de Student foi utilizado para determinar se existia uma diferença estatística entre os grupos nos parâmetros medidos.

O teste t de Student é o seguinte:

$$t = \frac{\bar{x}_1 - \bar{x}_2}{s\sqrt{\frac{1}{n_1} + \frac{1}{n_2}}} \sim\sim\sim t_{n1-n2-2} \quad \text{Where } s^2 = \frac{(n_1 - 1)s_1^2 + (n_2 - 1)s_2^2}{(n_1 + n_2 - 2)}$$

No teste acima referido, o valor de "p" inferior a 0,05 foi aceite como indicador de significância estatística. A análise dos dados foi efectuada utilizando o pacote estatístico Statistical Package for Social Science (SPSS).

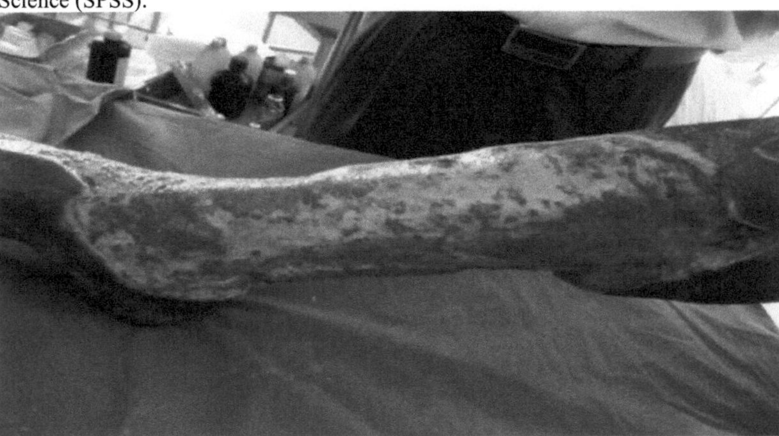

FIG-3 : GRUPO COLAGENASE - SEMANA 0

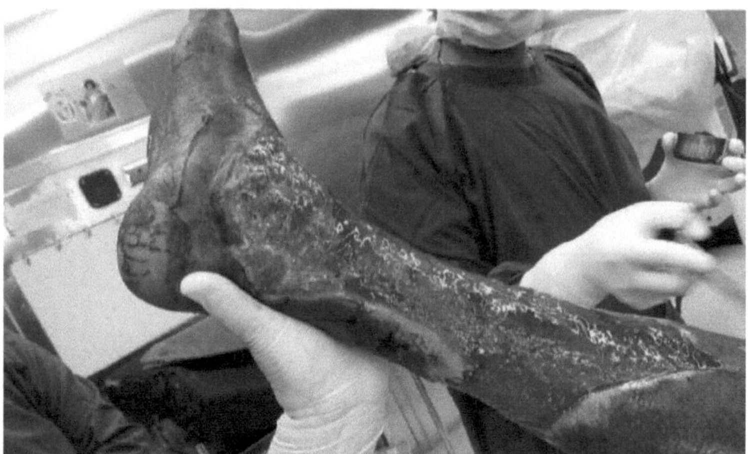

FIG-4 : COLAGENASE - SEMANA 4
FIG : PAPAÍNA-UREIA SEMANA 4

Capítulo 3
RESULTADOS

Quadro 1: DISTRIBUIÇÃO DA IDADE MÉDIA NO GRUPO DE ESTUDO

Grupo	N	Idade média	Desvio Std. Desvio	Mínimo	Máximo	valor "t	valor "p
Papaína/Ureia	50	42.43	15.031	17	72		
Colagenase	50	43.61	14.842	19	73	0.146	0.703
Total	100	43.01	14.869	17	73		

- Os doentes de ambos os grupos foram selecionados aleatoriamente
- A idade média no grupo da papaína-ureia foi de 42,43 +/- 15,03 anos.
- A idade média no grupo da colagenase foi de 43,61+/- 14,84 anos.
- Não se registou qualquer diferença significativa entre os dois grupos

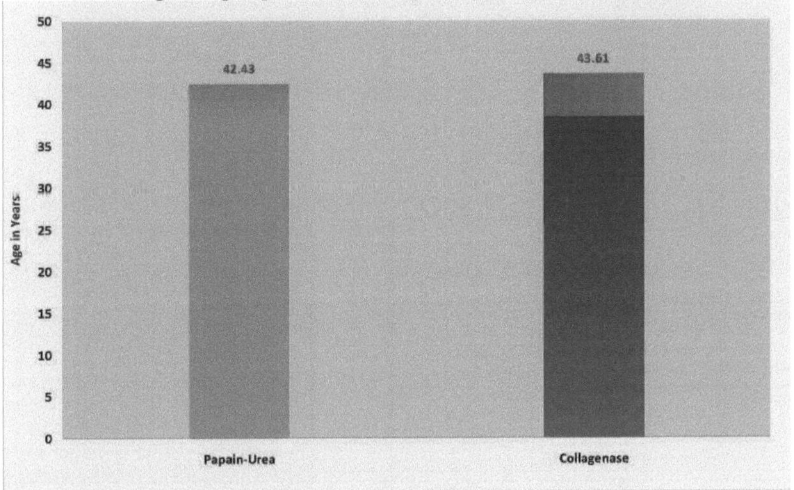

Fig 1: Distribuição da idade média no grupo de estudo

Tabela 2. DISTRIBUIÇÃO POR GÉNERO/SEXO NO GRUPO DE ESTUDO

Género	Grupo		Total	Qui-quadrado Valor	valor "p
	Papaína/Ureia	Colagenase			
Masculino	35	36	71		
	70.0%	72.0%	71.0%		
Feminino	15	14	29	0.049	0.826
	30.0%	28.0%	29.0%		
Total	50	50	100		
	100.0%	100.0%	100.0%		

- Mostra que o estudo tem 71 homens e 29 mulheres
- No grupo papaína-ureia: 70,0% homens e 30,0% mulheres

* No grupo da colagenase: 72,0% homens e 28,0% mulheres
* Não foram observadas diferenças significativas entre os grupos no que respeita ao género

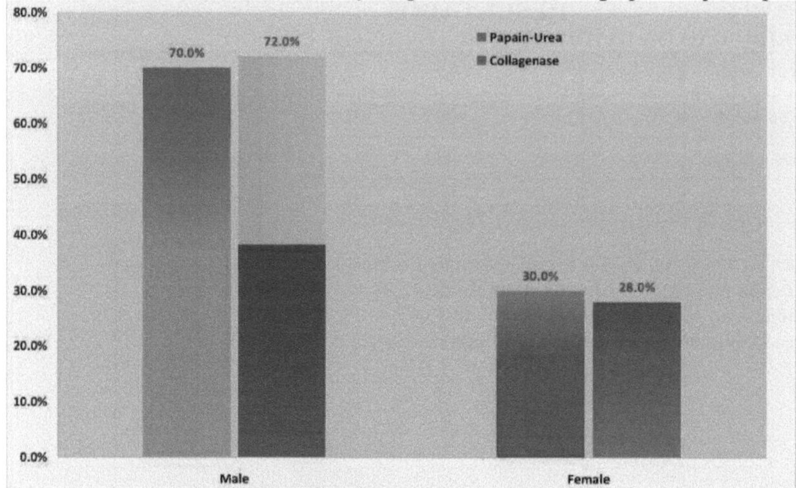

Fig 2: Distribuição por género no grupo de estudo

QUADRO 3: COMPARAÇÃO DO ESTATUTO SOCIOECONÓMICO :

Classe socioeconómica	Grupo		Total	Qui-quadrado Valor	valor "p
	Papaína/Ureia	Colagenase			
Classe baixa	31	33	64	0.193	0.908
	62.0%	66.0%	64.0%		
Classe média	13	12	25		
	26.0%	24.0%	25.0%		
Classe alta	6	5	11		
	12.0%	10.0%	11.0%		
Total	50	50	100		
	100.0%	100.0%	100.0%		

* No estudo, 64,0% pertenciam à classe baixa, 25,0% à classe média e 11,0% à classe alta
* Ambos os grupos foram comparáveis, sem diferenças significativas

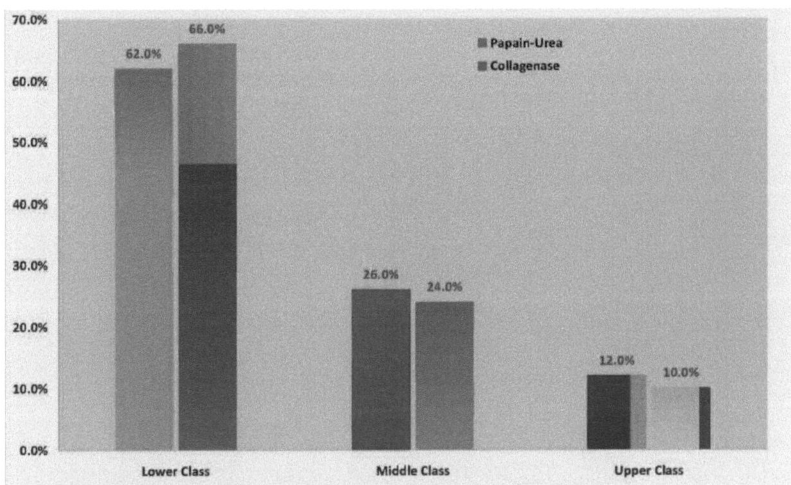

Fig. 3: Distribuição do estatuto socioeconómico no grupo de estudo

Quadro 4: LADO DA COMPARAÇÃO DO ÚLCERA:

Lado	Grupo		Total
	Papaína/Ureia	Colagenase	
Esquerda	27	14	41
	54.0%	28.0%	41.0%
Certo	21	30	51
	42.0%	60.0%	51.0%
Outros	2	6	8
	4.0%	12.0%	8.0%
Total	50	50	100
	100.0%	100.0%	100.0%

- Do total, 41% das úlceras eram do lado esquerdo e 51% do lado direito
- A úlcera estava presente noutros locais como as costas ou o abdómen em 8% dos casos.

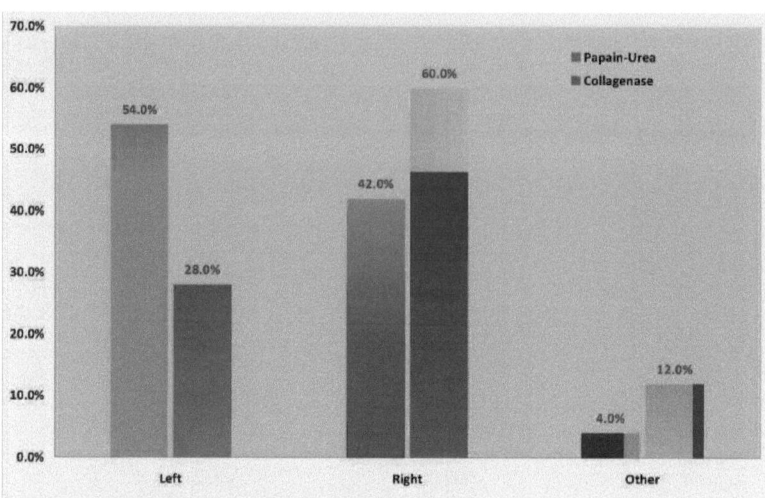

Fig 4 : Distribuição dos efeitos secundários no grupo de estudo

Tabela 5 DISTRIBUIÇÃO DO LOCAL DO ÚLCERA ENVOLVIDO NO GRUPO DE ESTUDO

Sítio	Grupo		Total	Qui-quadrado Valor	valor "p
Sítio	Grupo		Total	Qui-quadrado Valor	valor "p
	Papaína/Ureia	Colagenase			
Membro superior	16	14	30		
	32.0%	28.0%	30.0%		
Membro inferior	34	36	70	2.198	0.333
	68.0%	72.0%	70.0%		
Total	50	50	100		
	100.0%	100.0%	100.0%		

- Comparação do local da úlcera em ambos os grupos
- As úlceras nos membros superiores foram 30,0%
- As úlceras nos membros inferiores foram 70,0%

Quadro 6: NÚMERO DE ÚLCERAS NO GRUPO DE ESTUDO:

Grupo	N	Média Número de feridas	Desvio Std. Desvio	Mínimo	Máximo	valor "t	valor "p
Papaína/Ureia	47	1.06	.247	1	2	0.387	0.535
Colagenase	48	1.10	.371	1	3		

- Não houve diferença significativa em ambos os grupos relativamente ao número de úlceras

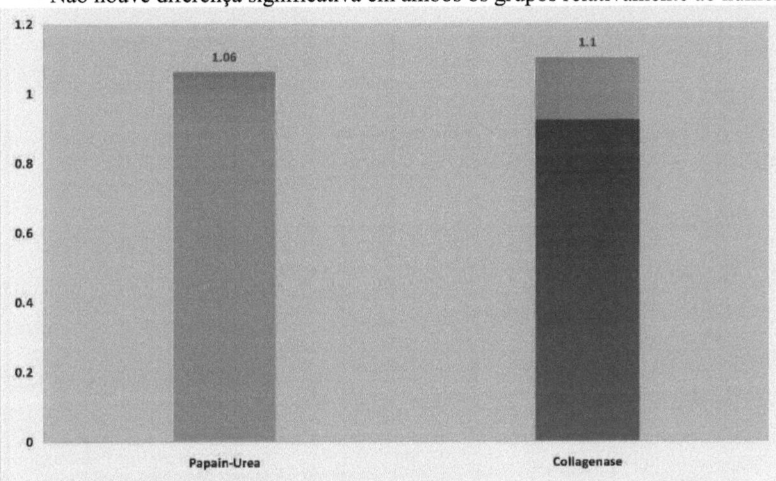

Fig. 6: Número médio de feridas no grupo de estudo

Tabela 7: DURAÇÃO MÉDIA DA ÚLCERA ANTES DA APRESENTAÇÃO

Grupo	N	Média Duração (em meses)	Std. Desvio	Mínimo	Máximo	't' valor	valor "p
Papaína/Ureia Colagenase	50	2.14	1.125	1	5	1.475	0.227
	50	2.42	1.180	1	5		

- Os dois grupos eram semelhantes.

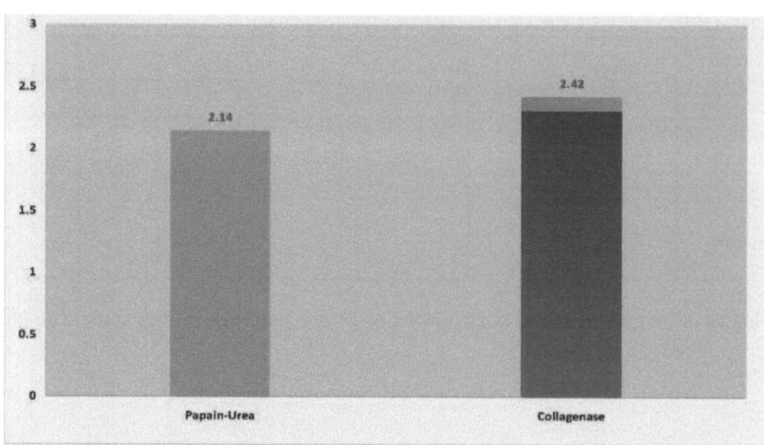

Fig. 7: Duração média (em meses) das feridas no Grupo de Estudo

Quadro 8: DISTRIBUIÇÃO DAS CO-MORBIDADES OBSERVADAS NO GRUPO DE ESTUDO

(percentagem do total)

| Co-morbilidade | Grupo | | Total | Valor do Qui-Quadrado | valor "p |
	Papaína-Ureia	Colagenase			
Diabetes Mellitus	14	13	27	0.001	0.973
	28.6%	28.3%	28.4%		
Hipertensão	12	8	20	0.719	0.396
	24.5%	17.4%	21.1%		
Outros:					
BA	3	2	5		
	6.0%	4.0%	5.0%		
CAD	3	2	5		
	6.0%	4.0%	5.0%	3.333	0.649
OA	1	2	3		
	2.0%	4.0%	3.0%		
DPOC	0	1	1		
	.0%	2.0%	1.0%		

- A diabetes foi detectada em 28,4 % dos doentes e a hipertensão em 21,1 %
- Outros incluíam a asma brônquica, a doença arterial coronária, etc. e totalizavam para 14,0 %

Quadro 9: PADRÕES DE CULTURA E SENSIBILIDADE NO ESTUDO

CS	Grupo		Total	Qui-quadrado Valor	valor "p
	Papaína-Ureia	Colagenase			
E.Coli	4	5	9		
	8.0%	10.0%	9.0%		
Pseudo	4	3	7		
	8.0%	6.0%	7.0%		
Staph Aur	9	4	13		
	18.0%	8.0%	13.0%		
Strepto	3	3	6	3.427	0.634
	6.0%	6.0%	6.0%		
Actinobactéri as	0	1	1		
	.0%	2.0%	1.0%		
Sem crescimento	30	34	64		
	60.0%	68.0%	64.0%		
Total	50	50	100		
	100.0%	100.0%	100.0%		

- Os padrões de cultura e sensibilidade em ambos os grupos foram semelhantes
- O organismo mais frequentemente cultivado foi o Staphyloccus aureus , seguido da E.coli

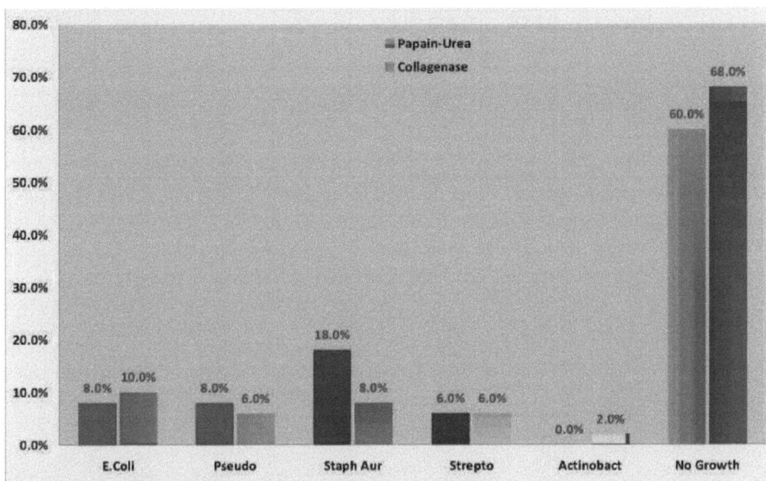

Fig. 9: Distribuição dos resultados do CS pelo grupo de estudo

Tabela 10: DISTRIBUIÇÃO DO TAMANHO MÉDIO DAS ÚLCERAS NOS GRUPOS DE ESTUDO

Grupo		N	Tamanho médio da úlcera	Std. Desvio	Mínimo	Máximo de m	Valor "F	valor "p e	Diferença em relação à linha de base	Valor P
Papaína-Ureia	Baseli ne	5 0	24.880	23.0544	4.0	94.2	3.55 9	.008		

	Semana 1	50	21.216	20.6440	2.8	84.4			3.6640	0.345
	Semana 2	50	17.664	18.9010	2.0	78.2			7.2160	0.063
	Semana 3	50	14.548	17.2761	1.0	71.0			10.3320	0.008
	Semana 4	50	11.920	16.1131	.0	66.8			12.9600	0.001
Colagenase	Baseline	50	23.160	15.4464	2.8	64.0	7.895	.000		
	Semana 1	50	19.488	14.4201	2.4	58.0			3.6720	0.170
	Semana 2	50	16.082	13.2328	2.0	53.2			7.0780	0.009
	Semana 3	50	12.828	12.0854	1.0	48.0			10.3320	0.000
	Semana 4	50	9.724	11.1064	.0	45.0			13.4360	0.000

- Os tamanhos das úlceras na linha de base foram semelhantes em ambos os grupos
- Ambos os grupos mostraram uma redução no tamanho da úlcera durante o período de quatro semanas

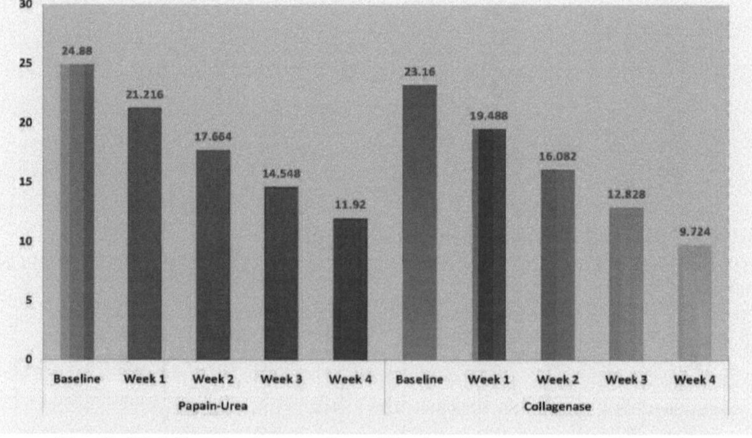

Fig. 10: Distribuição do tamanho médio das úlceras no grupo de estudo

Quadro 11:

QUANTIDADE MÉDIA DE TECIDO NECRÓTICO PRESENTE E REDUÇÃO SUBSEQUENTE

Grupo		N	Desbridamento médio de tecido necrótico	Std. Desvio	Mini	Máximo	Valor "F	valor "p	Diferença em relação à linha de base	Valor P
Papaína/Ureia	Linha de base	50	22.540	21.2885	3.8	88.0	9.763	.000		
	Semana 1	50	17.184	18.3118	1.2	76.2			5.3560	0.092
	Semana 2	50	12.176	15.1268	.8	69.0			10.3640	0.001
	Semana 3	50	8.124	12.0554	.0	59.4			14.4160	0.000
	Semana 4	50	5.072	9.5350	.0	52.0			17.4680	0.000
Colagenase	Linha de base	50	21.768	14.5984	2.8	60.0	13.227	.000		
	Semana 1	50	16.432	13.0146	2.4	52.4			5.3360	0.026
	Semana 2	50	12.592	11.8992	1.0	48.0			9.1760	0.000
	Semana 3	50	9.184	10.3025	.0	42.6			12.5840	0.000
	Semana 4	50	6.124	8.9755	.0	38.2			15.6440	0.000

- A quantidade média de tecido necrótico/desbaste na linha de base, ou seja, 0 semanas, foi semelhante
- Nas semanas seguintes, verificou-se uma redução significativa do tecido necrótico e do esfacelo

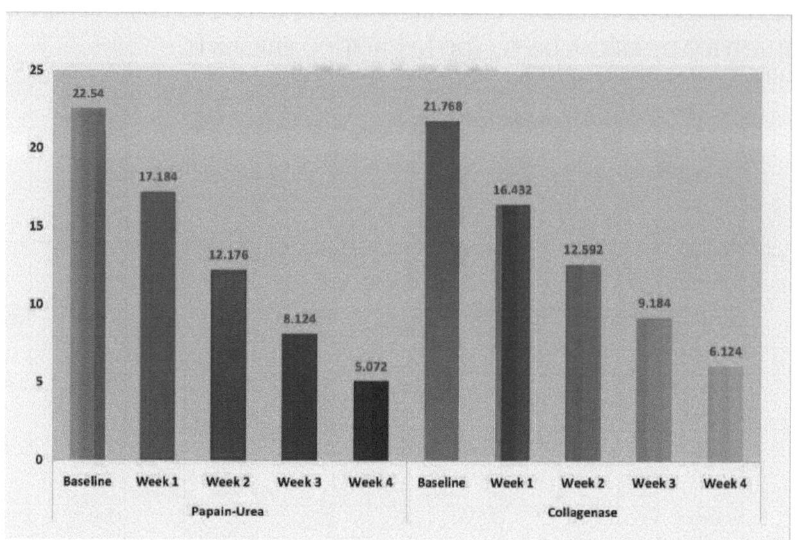

Fig. 11 : Distribuição da média de desbridamento de tecido necrótico entre o grupo de estudo

Quadro 12
DISTRIBUIÇÃO DA QUANTIDADE MÉDIA DE TECIDO DE GRANULAÇÃO NO ESTUDO
GRUPOS

Grupo		N	Média Quantidade de tecido de granulação	Std. Desvio	Mini	Máximo	Valor "F	valor "p	Diferença em relação à linha de base	Valor P
	Baselin e	50	2.400	2.8631	.0	8.0				
	Semana 1	50	4.148	2.8005	1.0	10.0			-1.7480	0.114
Papaína/U rea	Semana 2	50	5.464	4.5083	1.0	18.4	5.611	<0.01	-3.0640	0.006
	Semana 3	50	6.628	7.0073	.0	29.2			-4.2280	<0.01
	Semana 4	50	6.828	8.1590	.0	30.0			-4.4280	<0.01
Ase de colagénio	Baselin e	50	1.400	1.7687	.0	7.0	8.730	<0.01		
	Semana 1	50	3.080	1.6522	.0	6.0			-1.6800	<0.01

							-2.1000	<0.01
Semana 2	50	3.500	1.8296	.8	9.0		-2.1000	<0.01
Semana 3	50	3.600	2.5166	.2	14.0		-2.2000	<0.01
Semana 4	50	3.580	3.0942	.0	16.0		-2.1800	<0.01

- Registou-se um aumento significativo do tecido de granulação durante o período de quatro semanas.
- A alteração ou aumento da granulação entre semanas em ambos os grupos foi significativa

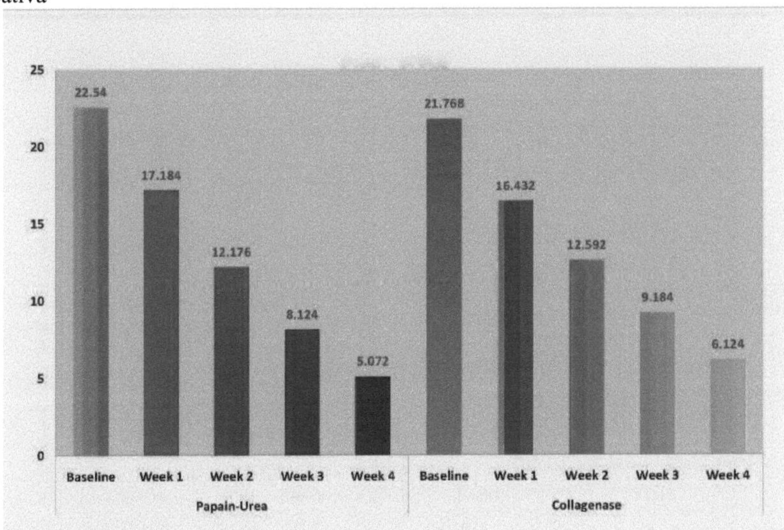

Fig. 12 : Distribuição da quantidade média de tecido de granulação no grupo de estudo

Tabela 13:

REDUÇÃO PERCENTUAL DO TAMANHO DA ÚLCERA EM RELAÇÃO À LINHA DE BASE

Visitar	Grupo	N	Média	Desvio Std. Desvio	Mínimo	Máximo	valor "t	valor "p
Semana 1	Papaína/Ureia	50	16.96	8.341	4	37	2.447	0.121
	Colagenase	50	19.52	8.020	7	37		
Semana 2	Papaína/Ureia	50	36.18	13.017	16	63	0.019	0.891
	Colagenase	50	36.52	11.639	17	63		
Semana 3	Papaína/Ureia	50	52.51	19.250	22	88	0.055	0.815

		50	53.34	16.067	25	86		
	Colagenase							
Semana 4	Papaína/Ureia	50	67.26	24.379	22	100	0.269	0.605
	Colagenase	50	69.54	19.331	30	100		

- A comparação semanal da redução do tamanho da úlcera não mostrou qualquer diferença significativa

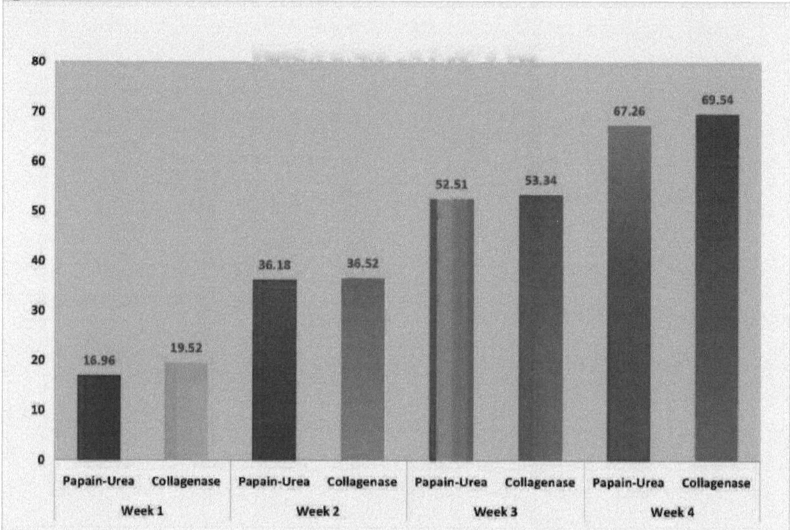

Fig. 13 : Distribuição da percentagem média de redução do tamanho da úlcera em relação à linha de base no grupo de estudo

Quadro 14

REDUÇÃO PERCENTUAL DO TECIDO NECRÓTICO EM RELAÇÃO À LINHA DE BASE

Visitar	Grupo	N	Média	Desvio Std. Desvio	Mínimo	Máximo	valor "t	valor "p
Semana 1	Papaína/Ureia	50	33.14	15.328	10	70	1.395	.240
	Colagenase	50	29.78	12.950	12	58		
Semana 2	Papaína/Ureia	50	58.52	17.958	22	91	5.237	.024
	Colagenase	50	50.65	16.434	20	87		

Semana 3	Papaína/Ureia	50	77.47	19.647	33	100	6.426	.013
	Colagenase	50	67.97	17.758	29	100		
Semana 4	Papaína/Ureia	50	89.22	15.162	41	100	4.208	.043
	Colagenase	50	82.51	17.450	36	100		

- Verificou-se uma diferença significativa na redução percentual do tecido necrótico entre os dois grupos
- O grupo papaína-ureia apresentou uma melhor resposta em 2nd , 3rd , 4th semanas em comparação com a colagenase (valor p < 0,05)

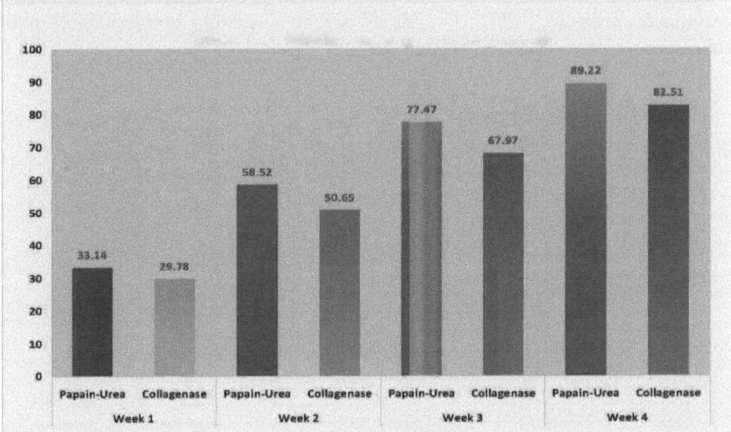

Fig. 14 : Distribuição da percentagem média de redução do tecido necrótico em relação à linha de base no grupo de estudo

Quadro 15
COMPARAÇÃO DA QUANTIDADE DE TECIDO DE GRANULAÇÃO ENTRE OS GRUPOS

Visitar	Grupo	N	Média	Desvio Std. Desvio	Mínimo	Máximo	valor "t	valor "p
Linha de base	Papin/Ureia	50	2.400	2.8631	.0	8.0	4.415	.038
	Colagenase	50	1.400	1.7687	.0	7.0		
Semana 1	Papin/Ureia	50	4.148	2.8005	1.0	10.0	5.394	.022
	Colagenase	50	3.080	1.6522	.0	6.0		
Semana 2	Papin/Ureia	50	5.464	4.5083	1.0	18.4	8.147	.005

							8.270	.005
	Colagenase	50	3.500	1.8296	.8	9.0		
Semana 3	Papin/Ureia	50	6.628	7.0073	.0	29.2	8.270	.005
	Colagenase	50	3.600	2.5166	.2	14.0		
Semana 4	Papin/Ureia	50	6.828	8.1590	.0	30.0	6.927	.010
	Colagenase	50	3.580	3.0942	.0	16.0		

- Verificou-se uma diferença significativa no aumento percentual do tecido de granulação no grupo papaína-ureia em comparação com o grupo colagenase.
- A comparação semanal entre os dois grupos mostrou que a papaína-rea apresentou melhor granulação após 1st , 2nd , 3rd , & 4th semanas quando comparada com o grupo da colagenase

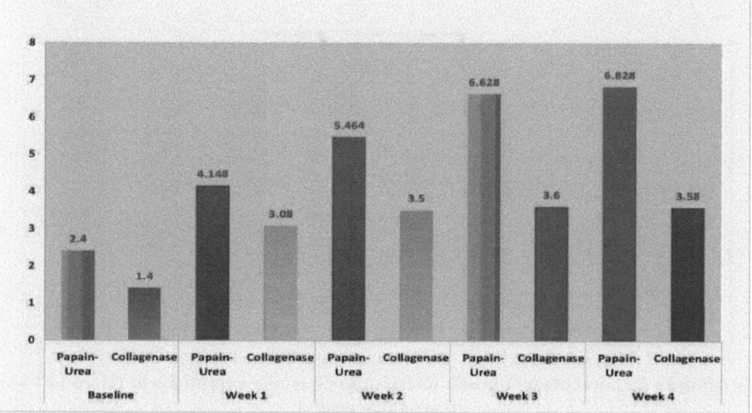

Fig. 15 : Distribuição da quantidade média de tecido de granulação no grupo de estudo

Quadro 16
RESPOSTA GLOBAL AO TRATAMENTO POR AVALIAÇÃO CLÍNICA:
Sistema de pontuação para a resposta global:

Ferida	Não	Mínimo	Média	Significativo	Tecido necrótico
Deteriorado	Alterar	Alterar	Melhoria	Melhoria	Resolvido
0	1	2	3	4	5

Pontuação da avaliação clínica	Grupo		Total	Qui-quadrado Valor	valor "p
	Papaína/Ureia	Colagenase			
Mudança mínima	5	16	21	9.182	0.027
	10.0%	32.0%	21.0%		

	27	25	52
Melhoria média	54.0%	50.0%	52.0%
Melhoria significativa	14	6	20
	28.0%	12.0%	20.0%
Resolvido	4	3	7
	8.0%	6.0%	7.0%
Total	50	50	100
	100.0%	100.0%	100.0%

- Verificou-se uma melhoria significativa em 28% dos doentes do grupo papaína-ureia, enquanto que no grupo colagenase foi de 12%.
- A diferença foi estatisticamente significativa (valor p < 0,05)

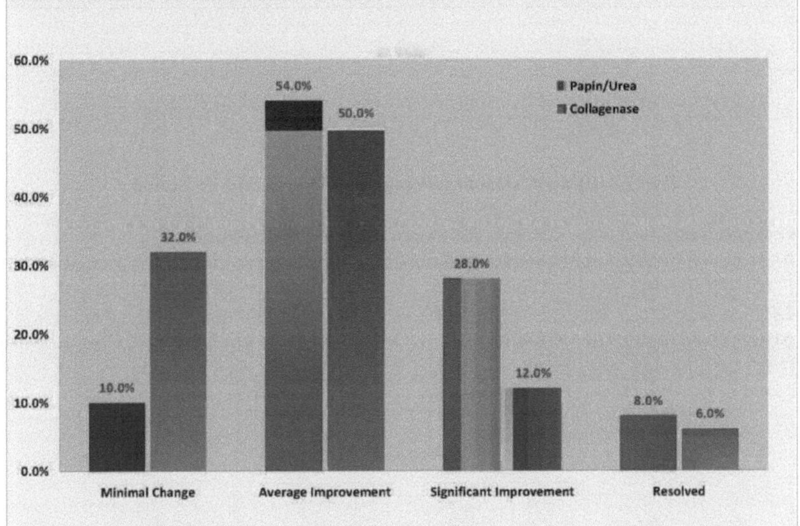

Fig. 16 : Distribuição da pontuação da avaliação clínica entre o grupo de estudo

Quadro 17

ACOMPANHAMENTO MÉDIO EM SEMANAS ENTRE O GRUPO DE ESTUDO

Grupo	N	Média Semana de acompanhamento	Desvio Std. Desvio	Mínimo	Máximo	valor "t	valor "p
Papaína/Ureia	50	7.28	2.658	4	14	2.489	0.118
Colagenase	50	8.14	2.792	3	16		

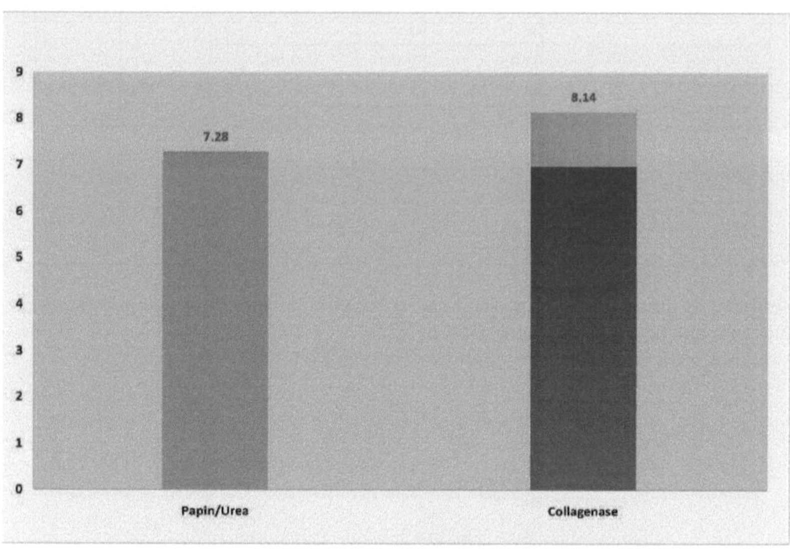

Fig 17 Média das semanas de seguimento no grupo de estudo

- O seguimento médio em semanas foi menor no grupo papaína-uea
- A diferença no acompanhamento médio não foi significativa em termos estatísticos

Quadro 18
TRATAMENTO ADICIONAL ADMINISTRADO: RETALHOS OU ENXERTOS DE PELE
DIVIDIDA

Tratamento adicional	Grupo		Total
	Papaína/Ureia	Colagenase	
FLAP	3	2	5
	6.0%	4.0%	5.0%
CURADO	30	35	65
	60.0%	70.0%	65.0%
SSG	17	13	30
	34.0%	26.0%	30.0%
Total	50	50	100
	100.0%	100.0%	100.0%

- A maioria ficou curada após o tratamento 65 %
- Os restantes receberam tratamento adicional sob a forma de retalho (5%) e de pele dividida enxertia (30%)

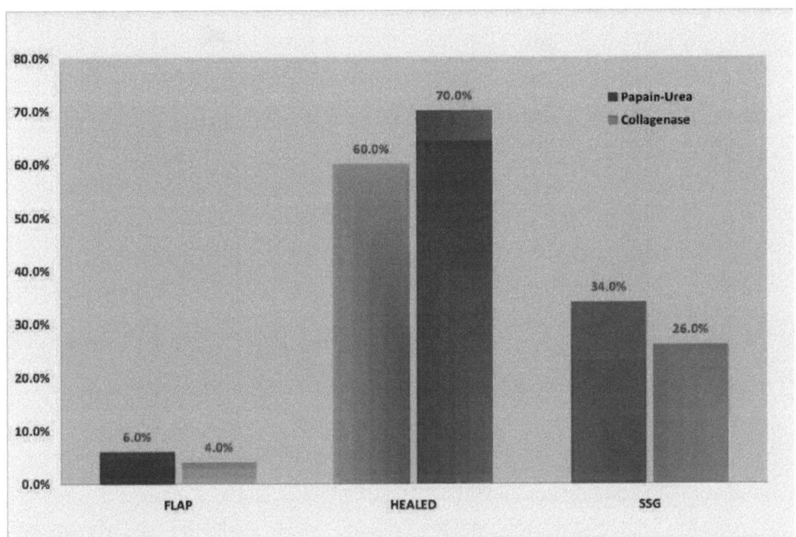

Fig. 18 : Distribuição do tratamento adicional no grupo de estudo

Quadro 19

ACOMPANIIAMENTO COM BASE NUM TRATAMENTO COMPLEMENTAR :

Adicional Tratamento	Grupo	N	Semana média de acompanhamento	Std. Desvio	Mínimo	Máximo	valor "t	valor 'p
FLAP	Papaína/Ureia	3	11.00	3.000	8	14	0.000	1.000
	Colagenase	2	11.00	.000	11	11		
CURADO	Papaína/Ureia	30	5.87	2.063	4	12	4.461	0.039
	Colagenase	35	6.97	2.135	3	15		
SSG	Papaína/Ureia	17	9.12	1.691	7	12	5.432	0.027
	Colagenase	13	10.85	2.375	7	16		

- Os doentes foram seguidos até ao fim do tratamento e à cicatrização da ferida/úlcera.
- O seguimento médio para a papaína-ureia nos grupos cicatrizado e SSG foi menor em comparação com o grupo da colagenase, o que foi estatisticamente significativo ($p < 0,05$).
- Por conseguinte, é evidente que no grupo da papaína-ureia a resposta foi melhor.

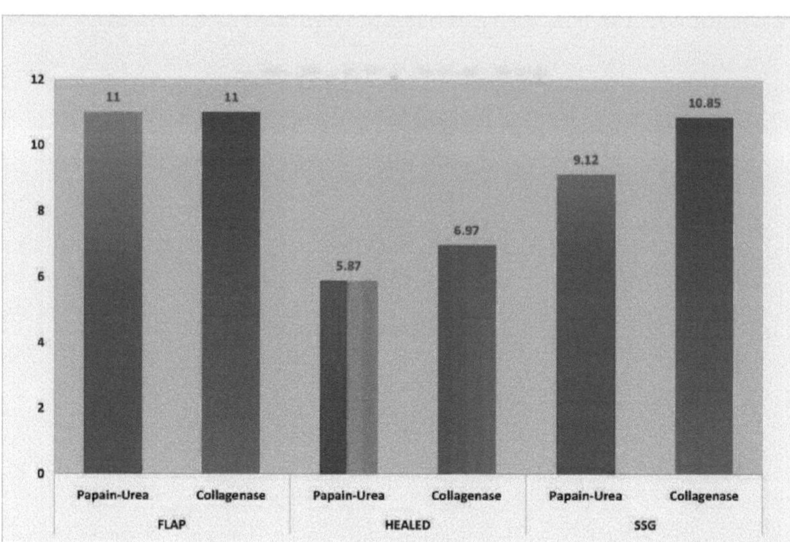

Fig. 19 : Distribuição da média das semanas de seguimento de acordo com o tratamento adicional no grupo de estudo

Capítulo 4

DISCUSSÃO

A cicatrização de feridas envolve um processo complexo e bem orquestrado que conduz à reparação dos tecidos lesionados. No entanto, as feridas crónicas não seguem o padrão normal de reparação. Este facto deve-se a problemas fisiológicos subjacentes associados ao seu desenvolvimento, que, se não forem corrigidos, continuarão a causar a deterioração da ferida. A chave para um tratamento eficaz das feridas reside numa combinação de três abordagens: tratamento dos problemas médicos subjacentes, avaliação e tratamento do leito da ferida local e gestão eficaz de quaisquer preocupações centradas no doente. Uma componente essencial desta abordagem recomendada é a restauração de tecido de granulação saudável no leito da ferida. A preparação do leito da ferida reúne uma série de procedimentos existentes, incluindo o desbridamento, o tratamento da infeção e a gestão dos níveis de exsudado, numa abordagem sistemática para ajudar a restaurar o ambiente do leito da ferida crónica. O objetivo da preparação do leito da ferida é remover as barreiras à cicatrização e iniciar o processo de reparação. [5]

Durante séculos, o tratamento de úlceras, feridas de queimaduras, úlceras de decúbito, úlceras vasculares e a maior parte das outras lesões necróticas não foi normalizado. Têm sido utilizadas pomadas com e sem antibióticos, pós, preparações à base de petróleo, peróxido, folha de ouro e larvas. O desbridamento cirúrgico, apesar de ser utilizado com frequência, tem sido limitado devido à dor e ao traumatismo, ao tempo dos profissionais e à deceção dos doentes.

A fundamentação terapêutica para o tratamento de feridas crónicas baseou-se durante muitos anos no modelo de ferida aguda. No entanto, o modelo agudo de cicatrização de feridas, que se processa através de etapas bem definidas de inflamação, proliferação e remodelação, não é completamente representativo da ferida crónica não cicatrizante.

A preparação do leito da ferida é uma abordagem prática e baseada em provas para a gestão de feridas crónicas, uma vez que reavalia a ciência por detrás das barreiras à cicatrização. Ao definir o que impede as feridas crónicas de progredirem para o encerramento da ferida, a preparação do leito da ferida fornece uma estratégia clínica que, em última análise, conduzirá à remoção de todas as barreiras locais ao processo de cicatrização, para que a reparação da ferida possa progredir normalmente. Além disso, uma vez que a preparação do leito da ferida aborda questões como a disfunção celular e o desequilíbrio bioquímico, é possível obter uma abordagem mais integrada ao tratamento de feridas. O conceito de preparação do leito da ferida fornece os meios através dos quais as feridas crónicas podem ser consideradas de uma forma nova e adequada e permite ao médico identificar e abordar as barreiras à cicatrização de feridas. [5]

A utilização do desbridamento como procedimento padrão para o tratamento correto de feridas baseia-se, em grande parte, no consenso de especialistas e não em ensaios clínicos aleatórios. No entanto, existem algumas provas de ensaios clínicos para o desbridamento.

Um ensaio de referência que apoia a sua utilização em feridas crónicas foi publicado em 1996 por Steed, et al. [33] Neste estudo, que fez parte dos dados que levaram à aprovação do rhPDGF para úlceras do pé neuropático diabético, foram observadas taxas de cicatrização mais elevadas nos centros de tratamento que efectuavam desbridamentos cirúrgicos mais frequentes das úlceras do pé diabético, em comparação com outros centros que não efectuavam desbridamentos com tanta frequência.

Existem outros dados de séries clínicas. Por exemplo, num estudo, 26 de 30 doentes com úlceras refractárias apresentaram uma cicatrização bem sucedida após um desbridamento cirúrgico em duas fases. [81]

Relativamente ao desbridamento biocirúrgico, um estudo demonstrou uma diminuição de 68% na área média de tecido necrótico e lama nas úlceras de perna após a terapia com larvas, enquanto a área de tecido de granulação aumentou 26%. [82] Também se registou uma redução da quantidade de exsudado, odor e bactérias presentes.

Existem provas de que o desbridamento enzimático de úlceras é eficaz no desbridamento de úlceras crónicas que não cicatrizam e também diminui os exsudados, a carga bacteriana e promove a cicatrização da úlcera. Estão disponíveis combinações de colagenase e papaína-ureia para o desbridamento de úlceras crónicas que não cicatrizam

Foi demonstrado que as formulações de colagenase e papaína/ureia têm efeitos degradantes nos componentes da ferida, como o colagénio, a fibrina e a elastina, tanto in vitro como clinicamente. Um estudo recente demonstrou que a colagenase in vitro era capaz de degradar tanto o colagénio como a elastina, enquanto a papaína/ureia era eficaz na degradação da fibrina e do colagénio.[83]

Noutro estudo, Oscar M. Alvarez, et al.[87], a papaína-ureia demonstrou ser significativamente mais eficaz do que a colagenase no desbridamento de úlceras de pressão. A papaína-ureia também pareceu ser mais eficaz na promoção do tecido de granulação do que a colagenase.

Em dois estudos separados que utilizaram modelos in vitro diferentes para o desbridamento, Hobson, et al.,[85] e Levenson, et al.,[84] demonstraram que a combinação de uma enzima (papaína) com um agente mucolítico não enzimático (ureia) era significativamente mais eficaz do que os agentes enzimáticos isoladamente (colagenase ou DNase/fibrinolisina).

A papaína-ureia encontra-se numa pomada branca hidrofílica, enquanto a pomada desbridante de colagenase tem um veículo de petrolato e é consideravelmente mais hidrofóbica. As diferenças na natureza hidrofílica dos veículos das pomadas entre estas duas formulações podem ser importantes, uma vez que as formulações hidrofílicas demonstraram ser mais eficazes na libertação de enzimas do que as formulações hidrofóbicas.[86]

Neste estudo, comparou-se a eficácia da colagenase e da papaína-ureia no desbridamento de úlceras. Verificou-se que não havia diferença na redução do tamanho da úlcera entre os dois grupos. A papaína-ureia demonstrou uma redução significativa do tecido necrótico/desbaste em comparação com a colagenase e a granulação foi melhor com a papaína-ureia do que com a colagenase. Na avaliação clínica da ferida/úlcera, observou-se uma melhoria significativa no grupo da papaína-ureia em comparação com o da colagenase.

CONCLUSÕES

- A papaína-ureia e a colagenase têm uma eficácia comprovada no desbridamento enzimático de feridas.
- A papaína-ureia é um agente desbridante enzimático melhor do que a colagenase.
- No estudo, a papaína-ureia demonstrou ter uma melhor capacidade de desbridamento ou remoção de tecido necrótico/desbaste em comparação com a colagenase.
- A granulação da papaína-ureia foi mais rápida do que a da colagenase. A papaína-ureia promove melhor a granulação do que a colagenase.
- A combinação papaína-ureia melhorou significativamente a resposta global ao tratamento, avaliada clinicamente, em comparação com a colagenase.

RESUMO

As úlceras/feridas crónicas que não cicatrizam são comuns na prática cirúrgica, constituindo um importante encargo para a saúde e um desperdício de recursos. Está provado que o desbridamento frequente destas úlceras que não cicatrizam promove a cicatrização.

O desbridamento químico tem uma eficácia comprovada na promoção da cicatrização de úlceras que não cicatrizam, em comparação com pensos simples. Este estudo foi realizado para comparar a eficácia de dois agentes desbridantes enzimáticos, nomeadamente a papaína-ureia e o colagénio, no desbridamento de úlceras e na promoção da cicatrização por granulação e redução do tamanho da úlcera.

Foi efectuado um estudo comparativo que incluiu 100 doentes que se apresentaram nos hospitais M.S.Ramaiah entre novembro de 2007 e agosto de 2009. Os doentes com úlceras crónicas que não cicatrizavam foram selecionados aleatoriamente para os grupos papaína-ureia e colagenase, foram efectuados pensos regulares e acompanhados durante 4 semanas. Os dois grupos foram comparados em relação ao seu perfil demográfico, local da úlcera, número e tamanho, redução do tecido necrótico, aumento da granulação e resposta geral ao tratamento. Os doentes foram seguidos até à cicatrização da úlcera e, se necessário, foram registadas intervenções sob a forma de enxerto de pele dividida ou retalho.

Os resultados mostraram que a papaína-ureia é mais eficaz do que o colagénio no desbridamento da úlcera e na promoção da granulação da úlcera. Também mostrou uma melhor resposta clínica global ao tratamento sob a forma de diminuição do corrimento, do odor e do endurecimento. Por conseguinte, a combinação papaína-ureia é mais eficaz do que a colagenase no desbridamento de úlceras/feridas.

BIBILOGRAFIA

Normans S. Williams, et al. Bailey & Love's Short Practice of Surgery . 23rd edition. Feridas, reparação de tecidos e cicatrizes; 3/29

F.Charles Brunicardi , et al.Schwartz Principles of surgery , 8th edition , Wound healing , 8/223

Bennett NT, Schultz GS. Growth factors and wound healing:Propriedades bioquímicas dos factores de crescimento e dos seus receptores. Am J Surg 1993a;165:728-37.

Bennett NT, Schultz GS. Factores de crescimento e cicatrização de feridas: Parte II. Papel na cicatrização de feridas normais e crónicas. Am J Surg 1993b;166:74-81.

Stuart Enoch , et al. Wound Bed Preparation : The Science Behind the Removal of Barriers to healing (Preparação do leito da ferida: a ciência por detrás da remoção de barreiras à cicatrização). Wounds 2003 ; 15(7) : 213-229

Normans S. Williams, et al. Bailey & Love's Short Practice of Surgery , 25th edition, Wounds , Tissue repair and Scars , 3/25

Lazarus GS, Cooper DM, Knighton DR, et al. Definições e diretrizes para a avaliação de feridas e avaliação da cicatrização. Arch Dermatol 1994;130(4):489-93.

Barone EJ, Yager DR, Pozez AL, et al. A interleucina-1 alfa e a atividade da colagenase estão elevadas nas feridas crónicas. Plast Reconstr Surg 1998;102(4):1023-7.

Trengove NJ, Bielefeldt-Ohmann H, Stacey MC. Mitogenic activity and cytokine levels in non-healing and healing chronic leg ulcers. Wound Repair Regen 2000;8(1):13-25.

Bucalo B, Eaglstein WH, Falanga V. Inibição da proliferação celular pelo fluido de feridas crónicas. Wound Repair Regen 1993;1:181-6.

Harris IR, Yee KC, Walters CE, et al. Cytokine and protease levels in healing and non-healing chronic venous leg ulcers. Exper Dermatol 1995;4:342-9.

Salim AS. O papel dos radicais livres derivados do oxigénio no tratamento da ulceração venosa (varicosa): Uma nova abordagem. World J Surg 1991;15(2):264-9.

Abd-El-Aleem SA, Ferguson MWJ, Appleton I, et al. Expressão das isoformas da óxido nítrico sintase e da arginase na pele humana normal e nas úlceras de perna venosas crónicas. J Pathol 2000;191(4):434-42.

Howlander MH, Coleridge Smith PD. Aumento do óxido nítrico total no plasma de pacientes com doença venosa crónica grave. Int Angiol 2002;21(2):180-6.

Jude EB, Tentolouris N, Appleton I, et al. Role of neuropathy and plasma nitric oxide in recurrent neuropathic and neuroischemic diabetic foot ulcers. Wound Rep Regen 2001;9(5):353-9.

Yager DR, Zhang LY, Liang HX, et al. Os fluidos de feridas de úlceras de pressão humanas contêm níveis e atividade elevados de metaloproteinase de matriz em comparação com os fluidos de feridas cirúrgicas. J Invest Dermatol 1996;107(5):743-8.

Schultz GS, Mast BA. Análise molecular do ambiente de cicatrização e feridas crónicas: Citocinas, proteases e factores de crescimento. WOUNDS 1998;10(6 Suppl):1F-9F.

Cook H, Davies KJ, Harding KG, Thomas DW. Defective extracellular matrix reorganization by chronic wound fibroblasts is associated with alterations in TIMP-1, TIMP-2, and MMP-2 activity. J Invest Dermatol 2000;115:225-33.

Grinnell F, Zhu M. Fibronectin degradation in chronic wounds depends on the relative levels of elastase, alpha1- proteinase inhibitor, and alpha2-macroglobulin. J Invest Dermatol 1996;106(2):335-41.

Wlaschek M, Peus D, Achterberg V, et al. Os inibidores da protease protegem a atividade do fator de crescimento em feridas crónicas. Br J Dermatol 1997;137(4):646.

Agren MS, Steenfos HH, Dabelsteen S, et al. Proliferação e resposta mitogénica ao PDGF-BB de fibroblastos isolados de úlceras crónicas da perna dependem da idade da úlcera. J Invest Dermatol 1999;112:463-9.

Mendez MV, Stanley AC, Park HY, et al. Os fibroblastos cultivados a partir de úlceras venosas apresentam caraterísticas celulares de senescência. J Vasc Surg 1998;28:876-83.

Sibbald RG, Williamson D, Orsted HL, et al. Preparação do leito da ferida - desbridamento, equilíbrio bacteriano e equilíbrio da humidade. Ost Wound Manag 2000a;46:14-35.

Falanga V. Classificações para a preparação de feridas e estimulação de feridas crónicas. Wound Rep Regen 2000;8:347-52.

Bucalo B, Eaglstein WH, Falanga V. Inibição da proliferação celular pelo fluido de feridas crónicas. Wound Rep Regen 1993;1:181-6.

Trengove NJ, Stacey MC, MacAuley S, et al. Análise dos ambientes de feridas agudas e crónicas: O papel das proteases e dos seus inibidores. Wound Rep Regen 1999;7:442-52.

Brem H, Balledux J, Sukkarieh T, et al. Cicatrização de úlceras venosas de longa duração com um substituto de pele vivo de duas camadas: Resultados de um departamento de cirurgia geral e dermatologia. Dermatol Surg. No prelo.

Falanga V. A ferida crónica: Falha na cicatrização. In: Falanga V (ed). Cutaneous Wound Healing. Londres: Martin Dunitz Publishers, 2001:155-64.

Elizabeth A. Ayello, Janet E.Cuddigan. Desbridamento: Controlo da Carga Necrótica/Celular. Adv Skin Wound Care 2004;17:66-78

Falanga V. Preparação do leito da ferida e o papel das enzimas: Um caso para múltiplas acções de agentes terapêuticos. FERIDAS 2002;14(2):47-57.

Baharestani M. A relevância clínica do desbridamento. In: Baharestani M, Gottrup F, Holstein P, Vanscheidt W (eds). The Clinical Relevance of Debridement (A Relevância Clínica do Desbridamento). Heidelberg: Springer- Verlag, 1999

Zacur H, Krisner RS. Desbridamento : Opções racionais e terapêuticas. Wounds 2002;14(Suppl E):2E-7E

Steed DL, Donohoe D, Webster MW, Lindsley L. Effect of extensive debridement and treatment on the healing of diabetic foot ulcers. J Am Coll Surg 1996;183:61 -4.

Fowler E, van Rijswijk L. Utilizar o desbridamento de feridas para ajudar a atingir os objectivos dos cuidados. Ost Wound Manag 1995;41(7A Suppl):23S-35S.

Bucknall T. O efeito da infeção local na cicatrização de feridas: Um estudo experimental. Br J Surg 1980;67:851.

Robson MC, Stenberg BD, Heggers JP. Alterações na cicatrização de feridas causadas por infeção. Clin Plast Surg 1990;17:485-92.

Robson M, Heggers J. Infeção cirúrgica II: O estreptococo beta-hemolítico. J Surg Res 1969;9:289.

Serralta VW, Harrison-Balestra C, Cazzaniga AL, Davis SC, Mertz PM. Estilos de vida das bactérias em feridas: Presença de biofilmes? WOUNDS2001;13(1):29-34.

Laato M, Niinikoski J, Lundberg C, et al. Reação inflamatória no fluxo sanguíneo e feridas experimentais inoculadas com Staphylococcus aureus. Eur Surg Res 1988;20:33.

Falanga V, Grinnell F, Gilchrest B, Maddox YT, Moshell A. Workshop sobre a patogénese das feridas crónicas. J Invest Dermatol 1994;102:125-7.

Kerstein MD, Reis ED. Perspectivas cirúrgicas actuais na cicatrização de feridas. OUNDS2001;13(2):53-8.

Falanga V, Eaglstein WH. A hipótese da "armadilha" da ulceração venosa. Lancet 1993; 341:1006-8.

Mulder GD, Vande Berg JS. Senescência celular e atividade da metaloproteinase da matriz em feridas crónicas. JAPMA 2002;92(1):34-7

Hunt TK, Hopf H, Hussain Z. Physiology of wound healing (Fisiologia da cicatrização de feridas). Adv Skin Wound Care 2000;13(2 Suppl):6-11.

Hasan A, Murata H, Falabella A, et al. Dermal fibroblasts from venous ulcers are unresponsive to the action of transforming growth fator-beta 1. J Dermatol Sci 1997;16:59-66.

Mendez MV, Raffetto JD, Phillips T, et al. A capacidade proliferativa dos fibroblastos da pele neonatal é reduzida após a exposição ao fluido da ferida da úlcera venosa: Um mecanismo potencial para a senescência em úlceras venosas. J Vasc Surg 1999;30:734.

Margolis DJ, Berlin JA, Strom BL. Quais as úlceras venosas de perna que cicatrizam com ligaduras de compressão dos membros? Am J Med 2000;109(1):15-9.

Vanscheidt W, Sadjadi Z, Lillieborg S. EMLA anaesthetic cream for sharp leg ulcer debridement: Uma revisão das provas clínicas de eficácia analgésica e tolerabilidade. Eur J Dermatol 2001;11(2):90-6.

Sinclair RD, Ryan TJ. Tipos de feridas crónicas: Indicações para o desbridamento enzimático. In: Westerhof W, Vanscheidt W (eds). Proteolytic Enzymes and Wound Healing (Enzimas Proteolíticas e Cicatrização de Feridas). Nova Iorque, NY: Springer-Verlag, 1994:7-20.

Nemeth AJ, Eaglstein WH. Pensos para feridas e tratamento local em úlceras de perna: Diagnóstico e tratamento. In: Westerhof W (ed). Leg Ulcers: Diagnosis and Treatment. Amsterdam: Elsevier Science Publishers, 1993:325-33.

Eaglstein WH, Falanga V. Feridas crónicas. Surg Clin North Am 1997;77:689- 700.

Molan PC. Potencial do mel no tratamento de feridas e queimaduras. Am J Clin Dermatol 2001;2(1):13-9.

Molan PC. Reintroduzir o mel na gestão de feridas e úlceras - teoria e prática. Ost Wound Manag 2002;48(11):28-40.

54Westerhof W. Perspectivas futuras das enzimas proteolíticas e cicatrização de feridas. In: Westerhof W, Vanscheidt W (eds). Proteolytic Enzymes and Wound Healing (Enzimas Proteolíticas e Cicatrização de Feridas). Nova Iorque, NY: Springer-Verlag and Co., 1994:99-102.

Berger MM. Preparações de desbridamento enzimático. Ost/Wound Manag 1993;39:61-6.

Rodeheaver G, Marsh BS, Edgerton MT, Edlich RF. Enzimas proteolíticas como adjuvantes da profilaxia antimicrobiana em feridas contaminadas. Am J Surg 1975;129:537-42.

Miller JM, Howard F. A interação de papaína, ureia e clorofila solúvel em água numa pomada proteolítica para feridas infectadas. Surgery 1958;43:939-48.

Silverstein P, Ruzicka FJ, Helmkamp GM, et al. Avaliações in-vitro do desbridamento enzimático da escara de queimadura. Surgery 1973;73:15-22.

Miller EW. Úlceras de decúbito tratadas com pomada de papaína e clorofilina. NY State J Med 1956;1446-8.

Morrison JE, Casali JL. Terapia proteolítica contínua para úlceras de decúbito. Am J Surg 1957;93:446-8.

Gosiewska A, Yi C-F, Brown L, Geesin JC. The effect of enzyme debriders on the biological activity of recombinant human platelet-derived growth fator-BB (rhPDGF-BB), the active agentof Regranex gel. Wound Rep Regen 1998;6:A501.

Hebda PA, Flynn KJ, Dohar JE. Avaliação da eficácia de agentes desbridantes enzimáticos para a remoção de tecido necrótico e promoção da cicatrização em feridas cutâneas de suínos. WOUNDS 1998;10:83-96.

Herman I. Stimulation of human keratinocyte migration and proliferation in vitro: Insights into the cellular responses to injury and wound healing. FERIDAS 1996;8:33-41.

Rao DB, Sane PG, Georgiev EL. Colagenase no tratamento de úlceras dérmicas e de decúbito. J Am Geriatr Soc 1975;XXIII:22-30.

Altman MI, Goldstein L, Horowitz S. Colagenase: Um adjuvante na cicatrização de ulcerações tróficas no doente diabético. J Am Pod Assoc 1978;68:11-5.

Mosher BA, Cuddigan J, Thomas DR, Boudreau DM. Resultados de 4 métodos de desbridamento utilizando uma metodologia de análise de decisão. Adv Wound Care 1999;12(2):81-8.

Hulten L. Pensos para feridas cirúrgicas. Am J Surg 1994;167(1A):42S-44S.
Dow G, Browne A, Sibbald RG. Infeção em feridas crónicas: Controvérsias no diagnóstico e tratamento. Ost Wound Manag 1999;45:23-40.
Kloth LC, McCulloch JM. Promoção da cicatrização de feridas com estimulação eléctrica. Adv Wound Care 1996;9(5):42-5.
DeFranzo AJ, Argenta LC, Marks MW, et al. A utilização da terapia de encerramento assistido por vácuo para o tratamento de feridas nas extremidades inferiores com osso exposto. Plast Reconstr Surg 2001;108(5):1184-91.
Webb LX. Novas técnicas no tratamento de feridas: Fecho de feridas assistido por vácuo. J Am Acad Orthop Surg 2002;10(5):303-11.
Voinchet V, Magalon G. Fecho assistido por vácuo. Cicatrização de feridas por pressão negativa. Ann Chir Plast Esthet 1996;41(5):583-9.
Mumcuoglu KY, Ingber A, Gilead L, et al. Maggot therapy for the treatment of intractable wounds. Int J Dermatol 1999;38(8):623-7.
Sherman RA. Maggot versus terapia de desbridamento conservadora para o tratamento de úlceras de pressão. Wound Repair Regen 2002;10(4):208-14.
Thomas S, Andrews A. A utilização da terapia larvar no tratamento de feridas. J Wound Care 1998;7:521-4.
Vistnes LM, Lee R, Ksander GA. Atividade proteolítica das secreções das larvas de mosca varejeira em queimaduras experimentais. Surgery 1981;90:835-41.
Wollina U, Liebold K, Schmidt WD, et al. A biocirurgia apoia a granulação e o desbridamento em feridas crónicas - dados clínicos e medição da espetroscopia de remitância. Int J Dermatol 2002;41(10):635-9.
Mumcuoglu KY. Aplicações clínicas para larvas no tratamento de feridas. Am J Clin Dermatol 2001;2(4):219-27.
Kumagai SG, Mahoney CR, Fitzgibbons TC, et al. Tratamento de úlceras do pé diabético (neuropático) com desbridamento e encerramento em duas fases. Foot Ankle Int 1998;19(3):160-5.
Courtenay M, Church JCT, Ryan TJ. Terapia com larvas no tratamento de feridas. J R Soc Med 2000;93:72-4.
Hebda PA, Lo C. Os efeitos dos ingredientes activos dos agentes desbridantes padrão - papaína e colagenase - na digestão de substratos colagénicos nativos e desnaturados, fibrina e elastina. WOUNDS2001;13(5):190-4.
Levenson SM, Gruber DK, Gruber C, et al. Desbridamento químico de queimaduras: Mercaptans. J Trauma 1981;21:632-44. .
Hobson D, White E, Anderson L, Lira L. Desenvolvimento e utilização de um método quantitativo para avaliar a ação de agentes desbridantes enzimáticos de feridas in vitro. Wounds 1998;10(4):105-10.
Hobson D, Lira L, Nijeha F. Avaliação dos efeitos dos factores de formulação na ação dos agentes desbridantes de feridas in vitro. Resumo apresentado na 30ª Conferência Anual da Wound Ostomy and Continence Nursing Society em Salt Lake City, Utah, 13-17 de junho de 1998.
Alvarez OM, Fernandez-Obregon A, Rogers RS, Bergamo L, Masso J, Black M. Chemical debridement of pressure ulcers: Um ensaio comparativo aleatório e prospetivo de formulações de colagenase e papaína/ureia. FERIDAS 2000;12(2):15-25.

ANEXO

<u>PROFORMA</u>
Nome
Idade
Sexo
I.P. Não
Situação socioeconómica
Queixas principais
Condições co-mórbidas
História passada
Investigações
Hemoglobina
Contagens totais
Contagens diferenciais
RFT
LFT
Cultura e sensibilidade
Radiografia (se necessário)
   ÚLCERA (exame)
Duração
Sítio
Tamanho
Número
Descarga
Borda e margens
Induração
   TIPO DE PENSO
Papaína-ureia
Colagenase
   AVALIAÇÃO DO TRATAMENTO
1st wk2nd week3rd week4th week
Redução da dimensão
Redução de lamaçal
Tecido de granulação
Clínico geral
resposta
Acompanhamento total
Tratamento complementar

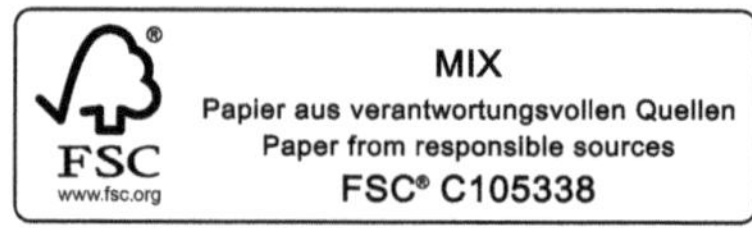

Printed by Books on Demand GmbH, Norderstedt / Germany